“中医药在海外”丛书

# 中医药在澳大利亚

沈云辉　顾伟梁　编著

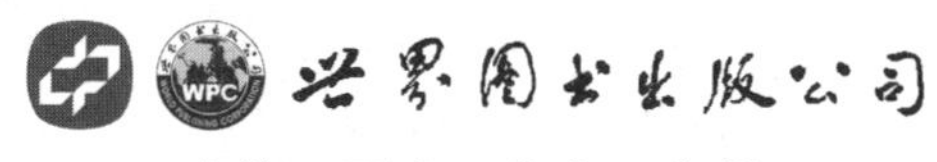


上海·西安·北京·广州

**图书在版编目(CIP)数据**

中医药在澳大利亚 / 沈云辉,顾伟梁编著.—上海:
上海世界图书出版公司,2021.2
(中医药在海外 / 桑珍,郑林赟主编)
ISBN 978-7-5192-7105-3

Ⅰ.①中… Ⅱ.①沈… ②顾… Ⅲ.①中国医药学-概况-澳大利亚 Ⅳ.①R2

中国版本图书馆CIP数据核字(2019)第289309号

---

书　　名　中医药在澳大利亚
　　　　　Zhongyiyao Zai Aodaliya
编　　著　沈云辉　顾伟梁
责任编辑　吴柯茜
封面设计　张亚春
出版发行　上海世界图书出版公司
地　　址　上海市广中路88号9-10楼
邮　　编　200083
网　　址　http://www.wpcsh.com
经　　销　新华书店
印　　刷　上海景条印刷有限公司
开　　本　890 mm × 1240 mm　1/32
印　　张　3.25
字　　数　68千字
版　　次　2021年2月第1版　　2021年2月第1次印刷
书　　号　ISBN 978-7-5192-7105-3/R·535
定　　价　35.00元

---

# “中医药在海外”丛书编委会

# 前　言

当前中医药振兴发展迎来了天时、地利、人和的历史性机遇，随着国家不断出台政策支持和鼓励，中医药发展正在迅速崛起，迎来更广阔的发展机遇。中医药是我国国粹，随着各国对天然药物需求的不断增加和中药现代化步伐的加快，中药在世界医药中的影响和地位日益受到重视。加强中医药海外发展，不仅可以调整国内中医药行业的产业结构，促进中医药产业的优化，解决国内就业问题，从而带动经济持续增长，还有利于传播中医药文化，提高中国的国际影响力和号召力。

为进一步助力中医药国际化，传播中医药文化。在中医药国际合作专项的支持下，上海中医药大学杏林学者——外向型人才培养计划的中青年学者承担了“中医药在海外”系列丛书的编撰工作。根据工作实际和专项研究成果编撰整理，总结成书，对中医药在不同国家的海外发展进行了分析。本套丛书按国别分册，编写注重数据收集与整理分析，侧重于不同国家的政治与经济环境、中医药发展轨迹、中医药教育、中医药的立法和政策环境、市场机遇与挑战、应对措施等方面，意在探索中医药海外发展模式、如何应对挑战，对中医药服务贸易推动出口、带动就业，应对中医药海外发展遇到的挑战提供一定参考路径和方法。

本套丛书重点研究以下三个方面：第一，中医药立法。海外中医药立法对中医药事业长远发展具有重要意义。海外中医药立法从法律层面明确了中医药的重要地位、发展方针和扶持措施，为中医药事业发展提供了法律保障。中医药立法针对中医药自身的特点，规定了中医师的注册、中药管理机构的设立等方面，有利于保持和发挥中医药特色和优势，促进中医药事业发展。第二，中医药教育。全球化有力地促进了中医药教育的发展，同时也迫切要求其规范化与标准化建设。近10年来，国际中医学教育标准化进程日益加快，已成为世界医学教育发展的潮流，且不同国家的中医药教育有不同的特点和模式。第三，中医药发展面临的挑战以及应对措施。详细分析中医药在所在国发展面临的挑战，针对挑战提出相应的应对措施，探索中医药的发展模式，从而辐射和带动周边国家的中医药发展。

逆水行舟，不进则退。中医药海外发展正面临着日益复杂的国际形势和其他传统医药的激烈竞争。本套丛书积极探索中医药海外发展面临挑战的应对措施，即主动拓展多样化的中医药市场、研究开发适合所在国需求的中药、建立中药材及中药制剂工艺和质量控制标准化等。力求中医药海外发展不囿于单一的医疗体验，而是更加的多元、复合，并且具有更好的环境适应性和发展潜力，助力中医药海外发展。

本套丛书的使用对象是与中医药海外发展相关的管理、医疗、卫生、产业、科研等领域的从业者，希望能为他们提供有益的参考和帮助。当然，本套丛书尚存在一些不甚成熟之处，欢迎批评指正。

# 目　　录

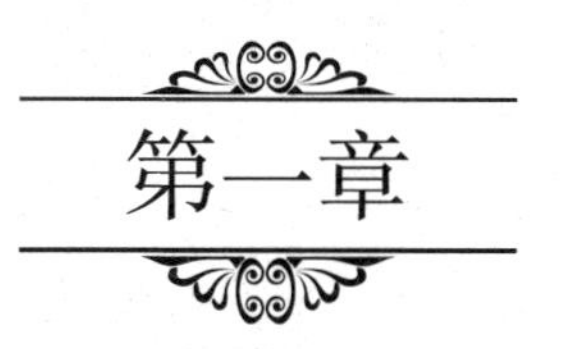

# 第一章

# 澳大利亚概况

# 第一节　基本情况

## 一、地理

澳大利亚联邦（The Commonwealth of Australia），通称澳大利亚，是全球面积第六大的国家，南半球第二大的国家和大洋洲最大的国家。澳大利亚国土包括澳大利亚大陆、塔斯马尼亚岛等岛屿和海外领土，北、西、南三面与印度洋相邻，东面接壤太平洋的珊瑚海和塔斯曼海，海岸线长36 735千米。澳大利亚的北边是巴布亚新几内亚、西巴布亚及东帝汶，在东南面与其隔海相望的近邻是新西兰，西北面是印度尼西亚。澳大利亚大陆是地球上最古老的大陆之一，澳大利亚也是世界上唯一一个国土覆盖整个大陆的国家。

澳大利亚占有大洋洲的绝大部分陆地，总面积有769.2万平方千米，约70%是沙漠和半沙漠。澳大利亚是全球地表起伏最和缓的大陆，平均海拔300米。澳大利亚的东部地区，大部分海拔800～1 000米，是古老山脉所形成的高地，东南部的科西阿斯科山海拔2 230米，是澳大利亚的最高峰。著名的风景区大堡礁位于澳大利亚东北部的沿海地区，是全球最大的珊瑚礁。澳大利亚中部海拔在200米以下，大盆地北起卡奔塔利亚湾，南至达令河北支流的上游，为全球最大的自流盆地。大自流盆地以北艾尔湖为中心，其湖面低于海平面12米，为澳大利亚平原的最低点。澳大利亚的西部是海拔200～500米的低高原，多为沙漠和半沙漠，还有一些海拔1 000～1 200米的横断山脉。

澳大利亚的主要河流是墨内河，总长2 520千米，水量随季节变化而变化，干季易断流。澳大利亚为保护其6块水域、共230万平方千米的海洋环境，于2012年11月设立了全球最大的海洋保护区。

澳大利亚划分为6个州和两个领地。6个州分别是：新南威尔士，首府悉尼；维多利亚，首府墨尔本；昆士兰，首府布里斯班；南澳大利亚，首府阿德莱德；西澳大利亚，首府珀斯；塔斯马尼亚，首府霍巴特。两个地区分别是：首都地区，首府堪培拉；北方领土地区，首府达尔文。

## 二、气候生态

世界上最为干燥的大陆就是澳大利亚大陆，自然降水是其主要饮用水来源，大坝起到蓄水供水的作用。北部为多雨区，年降水量为1 000～2 300毫米，属于热带草原气候，少部分属于亚热带；东部新英格兰山地以南年降水量为500～1 200毫米，属于温带阔叶林气候；西部高原和内陆沙漠属于热带沙漠气候，年降水量仅100～300毫米，干旱少雨。澳大利亚的年平均气温也截然不同，北部为27℃，南部仅14℃。

澳大利亚的生态资源极为丰富，有热带雨林，也有高地荒原，是全球为数不多的17个超级生物多样性国家之一。由于澳大利亚大陆本身比较古老，再加上气候极端多变、地理上长期孤立，造成澳大利亚许多动植物是当地特有品种，其中近岸温带鱼类约有89%、哺乳动物约84%、鸟类约45%、被子植物约85%是特有品种。根据“生物多样性行动计划”，澳大利亚政府设立了许多保护区以保护和维持其独特的生态系统。澳大利亚较为出名的动物有针鼹、鸭嘴兽之类的单孔目动物，也有袋熊、考拉、袋獾和袋鼠之类的袋类动物，还有淡水鳄和湾鳄、鸸鹋和笑翠鸟等动物。在毒蛇品种数量上，澳大利亚居世界之最，全球前十位最毒的毒蛇有6种在澳大利亚。《1999年环境保护和生物多样性保育法案》是澳大利亚政府出台的保护濒危物种的根本法律。

澳大利亚有12 000多种植物，品种极其丰富，大部分是南半球的特有植物。在澳大利亚昆士兰州的大分水岭以东，沿库克敦往南，经昆士兰州首府布里斯班到新南威尔士州北部的狭长地带被称为澳大利亚东北部植物亚区。这里终年高温、潮湿、多雨，森林密布，植物繁多，典型的热带植物如桃金娘科、兰科、天南星科、芭蕉科、百合科、山龙眼科、樟科等随处可见。在热带雨林中，最具代表性的植物有白藤、苏铁、杜鹃、楝树、蒲葵、香椿、贝壳杉、南洋杉、红胶木、木麻黄、金合欢、香樱桃、铁线莲、刺树叶、罗汉松、茉莉、菝葜、露兜树、榕树、蚌壳蕨等。这些植物中很多可以作为中药的植物来源。

此外，据初步统计，澳大利亚西部、北部及中部各地区土著居民使用的药用植物有84科，178属，327种。其中，中国同样有的而且常用的植物药，就有74科，148属，284种。许多药用植物如飞扬草、马齿苋、莎草、姜黄、百合、木麻黄等，都可以作为中药的植物来源。我国的一些中药材如金银花、蒲公英、枇杷叶、豨莶草、马缨丹、侧柏叶等，在澳大利亚同样可以采集。

目前，澳大利亚还没有系统开展中药材的本土化种植，这些丰富的野生植物资源不仅为中药材在澳大利亚当地的种植提供了植物来源，而且也间接反映了如果把部分中药材从外地移栽到澳大利亚本地将拥有适宜的气候与地理环境。澳大利亚较高的机械化种植水平也为实现中药材的机械化种植提供了有利条件。可见中药材在澳大利亚的本土化种植是一项值得开展的工作。

## 三、经济

澳大利亚是世界经济发达国家之一，也是南半球经济最发达的国家。

澳大利亚大陆地矿产资源丰富，至少有70余种天然矿产。其中已探明的铅、银、锌、镍、铀、钽的经济储量居世界第一。澳大利亚还是世界上最大的锂、锆生产国，黄金、铁矿石、煤、锰矿石、镍、银等的产量也居世界前列。澳大利亚的钻石、烟煤、铝矾土、锌精矿出口量全球第一，氧化铝、铁矿石、铀矿出口量第二，铝和黄金出口量第三。澳大利亚的森林和渔业资源也非常丰富。天然森林面积约有1.63亿公顷，森林覆盖率21%。澳大利亚是世界上第三大捕鱼区，捕鱼区面积比国土面积还多16%，在各种海水、淡水鱼以及甲壳及软体类水产品中，有600多种已进行商业性捕捞。其中龙虾、鲍鱼、对虾、金枪鱼、牡蛎、扇贝、蚝等是澳大利亚最主要的水产品。

澳大利亚被称作“骑在羊背上的、坐在矿车上的、手持麦穗的国家”，极为丰富的天然资源和较为发达的贸易环境，使其商业、服务业和金融业都极其发达，拥有全球第五大金融体系和资本市场。澳大利亚在银行总值上排名仅次于中国和美国，是世界上第三高的国家。国民银行、西太平洋银行、联邦银行和澳新银行是澳大利亚最主要的四大银行，总资产占全部银行资产的50%以上。

此外，由于自然的馈赠和人为的保护，澳大利亚的旅游业在全球名列前茅，也为澳大利亚的经济贡献良多。悉尼、墨尔本、布里斯班、阿德莱德、珀斯和达尔文等都是著名的旅游城市。悉尼歌剧院、悉尼海港大桥、悉尼塔、黄金海岸、大堡礁、艾尔斯岩石、北艾尔湖、原住民发祥地卡卡杜国家公园及原住民文化区威兰吉湖区等均是闻名遐迩的旅游景点。

## 四、人口

由于没有使用和贩卖黑人奴隶的历史，澳大利亚人口中的白人比例要远高于其他移民国家，19至20世纪的英国移民是多数白色人种的祖先，而亚洲裔人口总数不到200万人。澳大利亚人口中绝大多数是外来移民，其外来移民数量位居世界第一。近年来，悉尼和墨尔本等一些位于澳大利亚东岸的国际化大都市以其高福利、高薪水和良好的经济氛围吸引了很多北美以及南美的新移民，而澳大利亚近些年最大的移民来源国是中国和印度。

据中国外交部网站公布的数据，截至2020年7月澳大利亚人口2 562万，其中英国及爱尔兰裔占74%，华裔占5.6%，土著人口占2.8%，其他族裔占17.6%。官方语言为英语，汉语为第二大使用语言。

## 五、文化

澳大利亚的文化可以说是世界上最多样化的文化之一，其主流文化源自英国文化，随着第二次世界大战后美国的兴起和新一代移民的快速增长，澳大利亚转向以美英为主的多元化文化，逐渐成为世界主流文化的阵地之一。澳大利亚丰富多彩的生活方式、多种多样的思想创意以及品类繁多的菜肴均得益于这种多元文化，各种族和谐共处。

天主教、圣公会教和其他基督教教派是澳大利亚最大的宗教群体。澳大利亚约有63.9%的居民信仰基督教，5.9%的居民信仰佛教、伊斯兰教、印度教等其他宗教。无宗教信仰或宗教信仰不明人口占30.2%。

在澳大利亚人的文化生活中，表演艺术占据着重要地位。所有形式的表演艺术（如音乐、戏剧、舞蹈等）在澳大利亚都有热烈的追随者。表演艺术行业和市场都处于良性发展的状态。

澳大利亚人喜欢体育天下皆知，但其实澳大利亚人更钟情于艺术。有数据表明，观看艺术表演或参观画廊的人数几乎是观看足球比赛人数的两倍。约有1/4的澳大利亚人每年观看至少一部歌剧，约1/5的澳大利亚人光顾画廊，在购买书籍上的花费每年大约10亿澳元。

## 第二节　历史发展

Australia这个名称最早记录于1625年，直到18世纪末期前都是泛指整个南太平洋地区而非特指澳大利亚。1817年，时任新南威尔士州州总督拉克伦·麦觉理（Lachlan Macquarie）批准并建议正式使用澳大利亚作为国家名，于是该名称第一次出现在官方文件上，到1824年，海军也正式认可了此名称。

50 000年前澳大利亚已有人类踪迹，是当时从东南亚来到澳大利亚的原住民祖先。他们依靠木材、骨头和石器作为工具，以狩猎和采集为生，分散的部落群体都联盟在一起，大多数人会讲几种语言，精神和社会生活很丰富。原住民人口密度在沿海地带为每平方英里（1平方英里约等于2.59平方千米）一人，而在干旱的内陆，则为每35平方英里一人。1770年，当英国宣布拥有澳大利亚主权的时候，当地的原住民人口达到了30万，有500多个部落和不同的语言。

17世纪后，很多来自欧洲国家的人，如法国人、葡萄牙人、西班牙人、荷兰人，为了寻找香料而来到澳大利亚。在小说《格列佛游记》中，“新荷兰”即指澳大利亚大陆，“迪门兰”则是指塔斯马尼亚岛。1768年，詹姆斯·库克船长由英国出发，于1770年到达澳大利亚并宣布其为英国领土。1788年1月，首批英国流放到澳大利亚的犯人抵达悉尼湾，澳大利亚正式成为英国殖民地。

英国于1610—1770年将罪犯送至北美，其中包括美国及加拿大流放地，时间长达160年。随后美国掀起一场反对英国的独立革命，由于加拿大紧邻美国，英国担心被送至加拿大的英国囚犯会联合美国来对付英国，因此面临另寻囚犯流放地的窘境。1788—1868年的80年间，英国转向澳大利亚送囚，同时协助开垦澳大利亚大陆。根据统计，这80年英国送至澳大利亚的总囚犯数为16.5万左右，最后一批英国囚犯于1868年被送至西澳大利亚。随着新南威尔斯的贝瑟斯特、维多利亚的巴拉瑞特相继发现金矿，自由移民人数便开始激增。

1901年，澳大利亚的各殖民区改制为州，组成澳大利亚联邦，成为君主立宪制国家，英国君主即为国家元首，但称为澳大利亚君主。

1914—1918年，澳大利亚参与第一次世界大战，是战胜国之一。1927年，在堪培拉临时国会大厦举行了首次澳大利亚联邦会议，标志着澳大利亚从此走向政治独立。1931年，澳大利亚成为英联邦的独立国家，取得了内政外交的独立自主权。

1967年，国会以全民公投的形式废除了对原住民的法律歧视。1986年，英国议会通过了《与澳大利亚关系法》，澳大利亚获得完全立法权和司法终审权。

## 第三节　政治外交

澳大利亚的国家元首为澳大利亚君主，也就是英国君主伊丽莎白女王二世，她同时也是英国和其他英联邦国家的元首。澳大利亚总督代表女王行使权力，但实务处理仅在总理建议下为之，联邦政府总理和其内阁实际拥有大多数的行政权力。澳大利亚的政治体制是联邦制度，政体为君主立宪制和内阁制，澳大利亚联邦实行联邦、州和地方三级政府体制。澳大利亚议会和政府负责处理国家事务。设有一个联邦议会、六个州议会，另外两个自治领地有其自治议会。

澳大利亚政府有三大体系，其立法权在联邦议会，由参议院、众议院组成；行政权在内阁，由内阁负责提名总督，成员有总理、各部会首长和各州州长；司法权在最高法院、其他联邦和州法院。

议会有两大党派，分别是由澳大利亚自由党与澳大利亚国家党组成的联盟，以及澳大利亚工党。

澳大利亚政府选举实行强制投票制，年满18周岁的公民必须参与，否则将会根据延迟投票的天数来计算罚款金额。

澳大利亚作为联合国的创始会员国之一，多年来坚定致力于外交上的多边主义，一直采取较为温和的外交政策，与美国、英国等国家维持盟友关系的同时，亦在积极拓展和周边近邻的关系，近年来与中国、韩国、日本、新加坡、马来西亚、印度尼西亚等东亚以及东南亚国家交往密切。

澳大利亚政府始终致力于推进全球贸易的自由化发展，是经济合作与发展组织以及世界贸易组织创始会员国之一，促成了凯恩斯集团和亚太经合组织的形成。澳大利亚还与新西兰签署了紧密经济合作协议，与美国签订了澳美自由贸易协议，与日本签订了多个双边自由贸易协议。

在联合国和多个国际组织的援助计划下，澳大利亚曾经支援过60多个发展中国家。1971年，澳大利亚连同英国、新西兰、新加坡和马来西亚共同签署了五国联防协定，也就是说任何一方受到军事滋扰时各国共同帮助防御。通过该协议，澳大利亚成为一个政治以及军事上的多边国家，将军事以及经济势力扩展至东南亚地区，扩大了其在亚太地区的影响力。

## 第四节 医疗现状

世界卫生组织（WHO）公布了2016年各国（地区）平均

预期寿命排行榜，澳大利亚以平均寿命81.9岁排在世界第四位。这得益于澳大利亚完善的联邦医疗保健系统，全国的公立医疗机构均向澳大利亚公民和永久性居民提供免费的医疗服务。

澳大利亚公民和永久性居民可以获得由澳大利亚公共事业部下属的政府机构医疗保险部制作的医疗保健卡，患者持医疗保健卡去任意医院都将有医疗就医记录，每个人都能建立起一套个人病例记录系统。此外，根据澳大利亚与多国签订的《医疗保障体系的互惠协议》，所有澳大利亚公民和永久性居民只要持有医疗保健卡在如下国家均可享有免费医疗：英国、瑞典、荷兰、比利时、芬兰、挪威、意大利、斯洛文尼亚、爱尔兰、马耳他和新西兰。

澳大利亚的医疗体制呈现混合、多元化的特点，较为复杂。

## 一、医疗保险方面

1984年，澳大利亚颁布《全民医疗保障法》，建立了医疗保健制度，该制度实现了全民医疗的保障。国民医疗津贴计划是针对医疗服务的国家补助。医疗保健卡持有者可以享受的服务项目包括院内服务和院外服务两种：不仅能以公费患者的身份享受公立医院的免费治疗，还可以获得院外私人机构或行医者的免费或补贴治疗。

院内服务是指患者以公费患者身份，在公立医院由指定的医师进行治疗，患者无须为医疗、检查、护理等服务支付费用。如果以自费患者身份，则有权选择任何医院和任何医师。院外

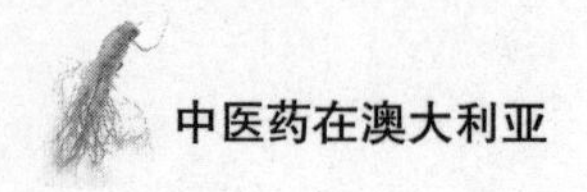



服务可以自由选择医师，但必须取得全科医师（通常称为GP）的转诊，才可以到专科医师处就诊，否则就可能无法获得医疗保健的补贴。医疗保健只根据国民医疗津贴计划和药品津贴计划（PBS）的规定支付医师的诊疗费和药店的药品费用，医师收取费用的多出部分由患者自行负担。据了解，医疗保健目前对全科医疗的支付比率为100%，对专科医疗的支付比率为85%。

药品津贴计划是澳大利亚政府为保障重要药品的可及性而给予的药品购买方面的补助。政府每年更新约600类药品目录并且每年公布一次进入药品津贴计划目录的药品及其价格。药品津贴计划的补助范围涵盖了大多数的处方药物，基本上能够满足患者临床诊断和治疗的需要。若购买的药品是列入药品津贴计划的，个人只需自付较少的部分，大部分费用由联邦政府支付。联邦政府对未被列入药品津贴计划目录的药品不予补贴，个人需要全款支付。公费患者在公立医院获得的药物，则由州/领地政府支付费用。

除了医疗保健的补贴外，政府还将对一年内医疗自付费用累计达到自付费用临界值的患者提供高达其自付费用80%的额外补贴，这大大减轻了重大疾病和慢性病患者的医疗负担。

此外，澳大利亚政府先后出台了私人健康保险激励方案、私人健康保险激励法案和终生健康保险计划，鼓励并且推动商业健康保险的发展，使其成为全民医疗保险的重要补充。为引导人们积极投保，对未参加商业健康保险的高收入家庭或个人征收医疗附加税，对参加商业健康保险的人提供一定补贴。因此，约有一半以上的澳大利亚人会购买各种私人医疗保险。

人们购买商业健康保险，除了有政府的补贴外，主要出于在就医方面方便快捷的考虑。因为公立医院病床紧张，许多非紧急的排期手术需要等待较长时间，有时达数月乃至数年。在公立医院就诊时患者无法选择医师和病房，而参加商业健康保险者可以自费自由选择医师，不仅可以选择公立医院，也可以选择私人医院，避免漫长的等候期。

## 二、卫生服务方面

澳大利亚卫生服务提供体系是社区（包括社区卫生服务机构和全科诊所等）、专科诊所和综合医院（多为急症医院）的三级架构。社区即可提供基本的卫生服务，必要时可以将患者转诊至专科诊所，或者再向上一级转到综合医院进行治疗。对于度过了急重症时期的患者，其康复阶段则可以由上向下转诊，由全科医师或者社区服务中心提供后续的治疗。

不论是公立医院还是私立医院，都是重要的卫生服务提供机构。联邦政府和州/领地政府共同资助公立医院，这些医院一般直接受州/领地政府的管理。私立医院有营利性和非营利性两种，所有权属于私人、教会或慈善机构，其中教会所有的是非营利性医院，约占40%。

## 三、行政管理方面

在澳大利亚，州/领地政府直接对辖区内的医疗机构尤其

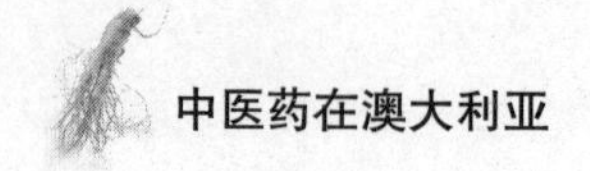



是公立医院进行管理，同时也监管私立医疗机构，保障卫生服务的质量与安全。

政府通过医疗立法及相关的司法程序、医疗机构的区域规划，对公立医院实行宏观和间接管理，并不直接干预医院的内部具体事务。典型的医院管理模式是成立医院董事会，董事会作为政府代理人，对医院实行监督管理，评价医院的运行状况和院长的工作业绩，争取和接受社会各界对医院的捐赠等。医院的日常运行管理则由院长或首席执行官负责，包括人事聘用、业务运行、财务预决算等。

通常由联邦政府下拨一半卫生保健经费，州/领地政府的总体卫生支出约占预算开支的1/3以上。资金主要是通过一般税收、医疗保险税和私人支付这三种方式筹措，其大部分资金来源于一般税收，小部分通过征收医疗保险税为医疗保健筹集资金。除税收外，为扩大医疗保健的资金来源，政府还通过各种方式向社会筹资或接受慈善团体的捐助。澳大利亚政府也很重视控制费用的支出规模，通过对医疗机构实行按病种付费的方法，促使医疗机构注重效率，防止过度医疗，努力提高医疗服务效率。

澳大利亚人民的高寿，不仅得益于澳大利亚完善的联邦医疗保健系统，也得益于政府对中医治疗的有力支持。下文将主要阐述中医药在澳大利亚的发展及现状。

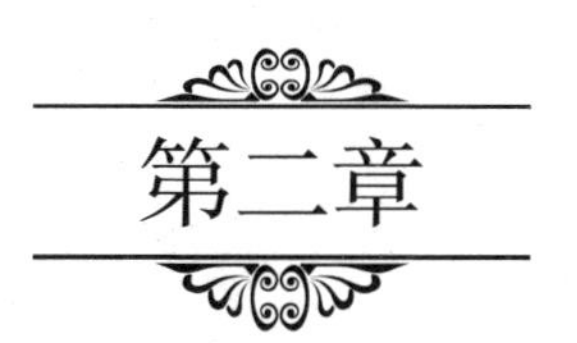

# 第二章

# 澳大利亚的中医医疗

## 第一节　中医药发展轨迹

中医药自19世纪中叶随淘金潮流入澳大利亚，主要经历了以下两个阶段。

### 一、淘金潮和白澳政策时期

中医药始于19世纪中期传入澳大利亚。当时澳大利亚的维多利亚州发现大量金矿，消息一经传出，大量淘金者从世界各地涌向澳大利亚。1848年，第一批广东人100余名，应募前往澳大利亚当劳工，此后越来越多的华工移民澳大利亚。当时的华工从事淘金这种重体力劳动，身体容易受到损伤。出于对传统中医和中药的信任，很多华工在身体受到跌打损伤之后，都会依靠中医中药来恢复身体上的创伤。因此在那时的澳大利亚，有华工聚集的地方就有中草药店。如今，当年一些名噪一时的中草药店被当作历史遗迹保留了下来。比如位于澳大利亚班迪戈唐人街的林记保康堂，如果今天去那里旅游，甚至可以看到当时的中文治病广告和中草药加工工具。因此，把中医中药带入澳大利亚的不是别人，而是那时的华工。但是在那一时期，中医和中药仅在华工中使用，澳大利亚的主流社会并不了解什么是中医中药。

1901年，澳大利亚联邦成立，联邦政府以“白澳政策”为基本原则和总方针，制定了一系列的法律和政策，用以推进国家法治化的进程，推进国家建设。为了将澳大利亚变成纯白种人的国家，在“白澳政策”时期，排华事件、排华法案比比皆是，如《联邦选举条例》《限制移民入境法案》《太平洋岛屿劳工法案》《邮电法案》等。这一时期澳大利亚的华人处境极为艰难，数量因此锐减，中医药在澳大利亚的发展也停滞不前，进入萎靡时期。这个阶段的中医仍以亚裔移民为主要服务对象，以祖传中医开设的药铺或药铺杂货铺混杂在一起为特色。

## 二、新移民时期

1971年时任澳大利亚工党领袖高夫·惠特拉姆（Gough Whitlam）率领工党代表团访问中国。1972年美国总统理查德·米尔豪斯·尼克松（Richard Mihous Nixon）正式访问中国。此后澳大利亚官方对中国的态度发生了很大变化，中国人的生活方式与科学文化引起了他们极大的兴趣，澳大利亚先后有上百人赴中国学习针灸。中医针灸开始成为他们的一种医疗保健措施。

中医药在澳大利亚的复苏，是在“白澳政策”被废除以后，其标志性的事件是1972年12月，澳大利亚政府开始接受并资助非欧洲移民入境。很多中医药方面的人才又陆陆续续地回到澳大利亚，在华人聚集的地方开设中医诊所和中草药店。

20世纪70年代中期，无论是中药的品种还是中医诊所的数量，都非常少，且绝大多数从业者为东南亚的华人，依靠的是各自祖传的技艺和方法，医疗品质良莠不齐。直到中国改革开放，中澳两国的交流日益增多，大量在中国大陆受过正规中医药高等教育的人才移民澳大利亚，他们的到来对中医药在澳大利亚的发展起到了很大的推动作用，大大提升了中医药在澳大利亚的影响力，也为以后中医药在澳大利亚立法打下了坚实的基础。

随着移民澳大利亚的中医药人才展现出较高的医疗水平，越来越多的澳大利亚人民开始接触、了解中医药，并逐步愿意接受中医药的治疗。这个时期的另一个主要特征是，澳大利亚的中草药进口额大幅增加，不少西医诊所开始提供针灸服务，一些公立大学也开始设立中医药相关课程，中医药在澳大利亚的发展开始进入一个活跃阶段。

现在，澳大利亚有将近30个中药供应中心，超过100家针灸医疗机构，以及十几所中医药学院和针灸学院。中药的品种也不再单一，而是琳琅满目、品种繁多，可以满足各类患者的需求。

## 第二节　中医药立法

作为联邦国家，澳大利亚的联邦政府和州政府、地方政府各自拥有不同的立法权。一般而言，联邦政府主导药品的管制权，州政府和地方政府负责医生的管制权。例如根据法律规定，澳大利亚联邦政府医疗用品管理局拥有对药物生产、进口、销售的审批和注册管理权；而医师的行医资格认定、医师的开业申请等事务则由各州政府及地方政府单独管理。

## 一、中医立法的历史进程

任何有重大意义的事情都不可能轻而易举地被完成，都需要大量有识之士甚至是几代人的努力，经历很多的波折，破除万难，才能成功。澳大利亚的中医立法同样艰辛重重。

1983年，维多利亚州拟立法取缔中医，澳大利亚华人林子强先生挺身而出，积极游说议员和政要。他在有关听证会上据理力争，终于成功地化解了这次危机。在他的引荐下，有关官员到中国考察中医药行业，同时也成功邀请到中国中医药管理局的领导来澳大利亚访问，创造了中国和澳大利亚官方互相沟通和了解的机会，为两国官方的互通架设了桥梁。同时，针对澳大利亚部分反对者对中医药的误解和曲解，澳大利亚的中医中药工作者在电视、广播电台等媒体上澄清、解释，据理力争，不断申辩，使澳大利亚人民逐渐消除误解，慢慢了解和接受中医药。1991年，《联邦药品管理法》将中成药列入可进口名单。同年，林子强先生倡导成立澳大利亚中医药针灸学会联合会，并制订了两个五年计划来推动中医在澳生根，其一是把中医列进正规院校的高等教育体系；其二是促进中医正规立法，以争取与西医同等的社会地位。1992年，在他的积极促成下，墨尔本皇家理工大学设立“中医发展委员会”，并着手翻译中医教学大纲，开创性地设立了中医本科教学并正式招生。在西方的正规大学设立中医本科教学，这无疑是一个史无前例的创举，正是这个创举，获得了维多利亚州政府进行中医立法的承诺。

维多利亚州于1995年8月成立了中医调研委员会，对澳大利亚的中医现状进行调研。经过一年多的调研，维多利亚州卫生部举行了新闻发布会，由林子强、迈耶（Mayer）、巴肯（Buchan）和艾伦·本索桑（Allan Bensossan）四人向记者和公众答辩，维多利亚州卫生部长罗布·诺尔斯（Rob Knowles）亲自宣布：为了更有效地保护患者的安全，更有效地为患者提供高品质的医疗服务，有必要对中医药行业进行立法管理。在公众论证阶段，政府就如何合理有效地对中医药立法管理发布了文件，并且咨询相关业界人士，通过公众讨论，采纳具有建设性的意见。2000年5月3日至9日，经过上议院和下议院辩论通过《中医注册法》。2000年5月16日，维多利亚州总督签署了最终文件，《中医注册法》正式生效。在西方社会，中医立法是一项具有远见的伟大创举，开启了西方社会为中医立法的先河，也开启了全世界为中医立法的先河，澳大利亚是世界上第一个通过立法承认中医合法地位的西方国家。这是中医药在海外发展的一个里程碑，从此中医药事业在国际化进程中开启了新的历史篇章。

## 二、中医管理机构的设立

2000年12月，澳大利亚的维多利亚州政府在中医立法之后，立刻拨款10万澳元成立了中医管理局，主管各种中医事务，其主要职能如下：① 规范中医执业标准；② 制定执业准则和纲领；③ 注册一切符合标准的中医师（包括针灸师）；④ 审核和批准中医本科教学以符合注册标准；⑤ 在法案授权下处罚一切违规者；⑥ 与警务部联合执法。

维多利亚州是全澳大利亚最早实行注册管理中医从业者的地区，维多利亚州中医注册局一经成立，众多在澳大利亚的中医师、中医针灸师、中医药剂师纷纷前来注册。仅2002年，就有1 111名中医药工作人员在维多利亚州注册。2009年5月，澳大利亚政府再推新政，宣布将中医师、中药师纳入全国统一注册管理，所有在澳中医师和中药师必须统一注册。按照相关规定，没有正式注册的中医师、中药师在澳大利亚开办中医诊所和中药药店，都属于非法行医。2011年7月，澳大利亚中医管理局正式成立，成为澳大利亚制定中医药注册标准和受理注册申请的管理机构。该局任命了9位委员，来自各个联邦州，他们的主要职责是制定全国中医师、中药师、针灸师的注册和资历标准等。随着澳大利亚中医管理局的出现，维多利亚州中医注册局也完成了其历史使命，退出了历史的舞台。

## 三、中医师注册制度

澳大利亚卫生执业者管理局宣布，自2012年7月1日起正式实行中医师注册制度，中医师由澳大利亚全国统一注册管理。这意味着凡被中医管理局和卫生执业者管理局承认并登记在册的人员，将可在澳大利亚任何地方合法从事专业工作，中医在澳大利亚获得法律认可与保护，澳大利亚成为第一个以国家立法方式承认中医合法地位的西方国家。

这一举措看似规范管理，但是由于没有考虑到历史原因和特殊情况，使得当时大多数的中医师难以在澳大利亚独立行医。

2012年1月，澳大利亚联邦政府正式公布全国中医师注册标准，包括《英语技能注册标准》等在内的6份文件瞬间提高了澳大利亚中医师的注册门槛。文件规定，中医师申请人如母语并非英语，且未完成英语国家5年全日制大中专教育，则必须参加雅思考试，并且雅思的每科成绩必须达到6分。当时的情况是，大部分有经验且诊疗水平高的中医师都来自中国大陆和东南亚，很多上了年纪的中医师和中药师的英语水平十分有限，来到澳大利亚之后，由于生活和工作圈子的原因，英语水平的提高也不多。所以雅思考试的每科成绩必须达到6分，这无疑是一个非常难以逾越的障碍。但是根据澳大利亚的中医师注册制度，如果中医中药工作者通不过语言关，则只能成为“有条件注册者”，必须接受严苛的行政管制，甚至可能被定为“非法行医”。所以当时业界出现一个很滑稽的现象：业务水平高、有经验的老中医师、中药师往往因为英语水平的原因，没有机会正大光明地使用自己的专业知识和技能；而那些刚刚从澳大利亚的中医院校毕业的学生，虽然经验不足，却因为英语水平高，有大量的机会给患者诊治。一段时间后，越来越多的患者投诉中医中药效果不明显，甚至有不适症状，中医中药在澳大利亚的口碑日益下降。

据统计，至2012年底通过中医注册者仅为13%，有条件注册者为87%，其中限制注册者为25%。根据政策规定，如果中医师被定义为“有条件注册者”，当说英语的患者前来就诊时，无论医患双方是否可以顺畅自如地交流沟通，中医师必须聘请英语翻译；如果中医师被定义为“限制注册者”，则其注册有效期只有一年，且中医管理局有权决定申请人的职业生涯去留。限制注册者如果不能通过年底的注册，即为在澳大利亚“非法行医”。

2015年6月以后，澳大利亚中医师注册的雅思成绩要求更是提高到7分。这么高的语言标准，就连很多在校读书的大学生都感到困难，那些上了年纪的中医师只能“望洋兴叹”了。为此他们不得不放弃说英语的患者。

澳大利亚中医协会会长韦国庆对于这一政策也很是无奈：“如果一个医疗行业，高达87%的人都必须聘用有资质的翻译才能看病，这样的注册已经失去发展中医的意义了。”

此外，在澳大利亚即便是经过注册的中医师，他们的职能甚至称呼都有严格的限制。中医师无权开西药处方，哪怕是专家也只能开中药处方。同时，为了避免患者产生误解，中医师必须清楚地表明自己是中医医师，而不是西医医师。

## 四、中药管理法规

澳大利亚政府对中草药的管理如审批、进口、注册等均有严格的法规，对中药进口实行登记制度。澳大利亚药物管理局负责中草药申请注册登记，该局把中成药及保健用品均归入药品及医疗用品范围进行管理。

1989年，澳大利亚政府制定并通过了《药物管理法》，这是澳大利亚第一个全国性的药物管理法规，此法规于1991年2月15日正式开始实施，用以确保在澳使用的医疗用品的疗效、安全性和高品质。该法规也是澳大利亚政府部门管理药物进口、出口、生产和销售的法律依据。《药物管理法》对药品的录入、注册、广告、标识以及外观等都做了明确的要求，突出强调药品的安全作用和品质标准，以保证药品的质量、安全和疗效。该法规从药品成分和服用风险角度，将药品分为三类：处方药、非处方药和辅助药物。从注册要求的角度，药品被分为登记类药和注册类药两种，前者所占市场比例较大。

虽然处方药是高风险药物，非处方药是低风险药物，但两类均属于注册类药。辅助药物因其多由公认的风险较低的药物成分组成，且有着悠久的药品使用历史，澳大利亚政府部门只对其安全性和品质进行检查评估，不针对疗效进行审查，因此绝大部分辅助药物属于登记类药。

即便最新的执业注册规定实施后，中医在澳大利亚的地位依旧是“补充医学”，不属于主流医学学科。中草药与维生素、矿物质、激素等，同被列入辅助药物类中，因此绝大部分中药按照“登记类药”在澳申请注册。目前只有500多种中成药获得了批准，占所有已注册药物中很小的一部分。

按照澳大利亚法律的规定，药品进口商也必须申请注册，

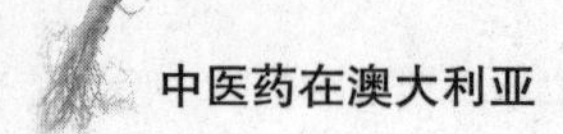


且要对所有进口药物的安全性负责。因为登记类药物审批程序简单，费用低，时间短，因此中药进口商都乐于且想尽办法使其所经营的中药按照“登记类药”在澳申请注册。

## 五、中医药立法的意义

尽管有诸多限制，但是毫无疑问，维多利亚州的中医立法是一个光辉的里程碑，对于推动中医药在澳大利亚的发展意义重大。首先，中医立法后，中医和西医具有同等的法律地位，中医师和中药师的合法地位得到了承认和保护，中医师开设诊所治病救人不再有“非法行医”之嫌。同时，中医立法对澳大利亚的中医中药行业起到良好的规范和管理的作用，一些滥竽充数的中医药师将逐步被淘汰。其次，中医立法后，民众的健康利益相应得到保障。以前，绝大多数来看中医的都是华人，这不仅仅是因为华人比较相信中医中药，还与外国人对中医中药的了解和接受程度不高有关，更是因为中医药没有被列入澳大利亚医疗保险，任何人看西医可以通过医保报销，而如果看中医则必须全部自费，没有一家在澳的保险公司愿意承保中医治疗保险。立法之后，中医的法律地位得到了承认，多家保险公司愿意承保中医治疗保险，患者到中医诊所就诊产生的费用可以按比例由保险公司偿付，大大免除了患者来中医诊所看病的后顾之忧。更重要的是，维多利亚州的中医法是立法机构制定的法律，主要通过了职业标准的制定。依据惯例，维多利亚州立法三年之后将会自动推向全国，其他各州也开始参照此立法标准制定各州的相关法律。新成立的中医管理局是政府主管部门，直属于立法院，并不由卫生部兼管，其行政相对独立。维多利亚州的中医立法和注册管理为其他州提供了丰富的经验，大大推动了澳大利亚联邦政府实施中医师和中药师全国注册管理的步伐，是中医药立足澳大利亚、走向世界的里程碑。

## 第三节　中医医疗情况

### 一、中医药在澳大利亚的发展

1. 中医药临床诊疗能力

目前中医药在澳大利亚的适用病症多为慢性病。中医未获批准治疗急症患者。有些患者经西医久治不愈或者对西医失去信心，怀抱对中医治疗的希望前来求治。经多年的发展和口碑积淀，针灸的疗效已得到较为广泛的认可，在澳大利亚发展良好，成立了全国性的针灸专业团体协会并开设有多家针灸诊所。

虽然澳大利亚卫生保健系统中占统治和主导地位的一直是西医，但针灸在澳大利亚已相当普及，甚至有越来越多的西医工作者将针灸作为西医治疗的一种辅助疗法。据调查，有近3 000家西医诊所开设有针灸治疗项目，而在20世纪60年代以

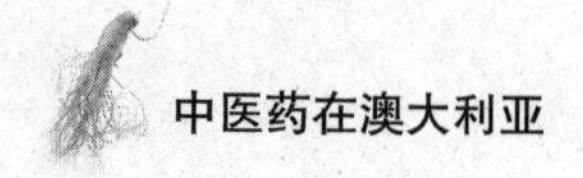


前，具有医师资格的医师仅有6%使用和推荐针灸，之后使用和推荐针灸的医师不断增加，到了80年代具有医师资格的医师中已有94%使用或推荐针灸。这充分表明针灸在澳大利亚已逐渐被人们所接受，受到普遍欢迎。

随着中医针灸等补充疗法被纳入健康保险体系，在澳大利亚的私人诊所接受中医针灸治疗的人数也在不断增多。据一项对澳大利亚布里斯班中医药针灸中心的数据研究显示，该中心从2009年至2014年，共有757例初诊门诊病例，到中医诊所就诊并针灸治疗的患者数量呈不断上升趋势，主要就诊人群以中年患者居多（40～59岁，占35.54%），女性患者多于男性患者（100 ∶ 58）。据统计，目前澳大利亚每年接受针灸治疗的人次约有35万，大约耗资700万澳元。可见针灸疗法在人们心目中已占有很重要的地位。针灸的自然调节作用渐渐深入人心，那些厌恶西药或对西药有过敏反应的人，更将针灸疗法视为能解除病痛的、没有不良反应的、可以信赖的治疗方法。

同时，关于针灸治疗过敏性鼻炎、痛症以及妇女保健等内容的临床试验也已经陆续展开，针灸不仅能够治疗妇科疾病、小儿遗尿、消化不良、哮喘和焦虑症等常见的疾病，在治疗疼痛性疾病方面也表现突出，如风湿痛、骨关节痛、肩颈痛、血管性头痛、偏头痛、三叉神经痛、腱鞘炎、运动性损伤疼痛等，还可用于治疗许多西医无药可医或久治不愈的疑难杂症。常用的治疗方法和手段除了中药饮片、中成药、针灸疗法以外，还包括气功疗法、电针、激光针、拔火罐等方法。费用方面，中医药治疗平均每次门诊的费用为30澳元，整个疗程的费用600～700澳元。健康保险公司给予每次针灸报销26澳元，中药报销15～20澳元。针灸门诊接收的疾病种类较丰富，但其中疼痛类疾病占大多数。有研究显示，就诊的患者中，因背痛及相关疾病就诊的患者最多，约占20.7%，肩痛就诊者占15.5%，关节痛者占8.5%，其他损伤占7.0%，而其他内外科疾病较少。就诊的患者中，约90%认为针灸有效地改善了症状。

在澳大利亚，中医从业者普遍认为诊断疾病、开方配药和针灸技术是临床诊疗中最为重要的能力特征，这与澳大利亚中医师的执业地点均为自营的私人诊所和医馆有关，因此疗效是这些诊所得以生存的关键因素。

针灸在澳大利亚发展态势良好，针灸的应用已得到较为广泛的认可，这标志着针灸以及中医药在澳大利亚已经开始向主流健康体系迈进。在澳大利亚，不仅中医针灸的地位被认可，中药的应用也越来越多，比如用于呼吸道、消化道、肝胆病、妇科病、肿瘤、心脑血管疾病及一些精神疾病的治疗。一些经过西医治疗无望的患者，寻求来自中国的和来自柬埔寨、越南和老挝等东南亚国家的中医师的帮助，在接受中药治疗后，他们的病情有了不同程度的好转，因此更坚定了服用中药的信心。

一般中医针灸诊所都配有中药房，针灸和中药相互配合治疗的情况比较普遍，通常可以取得令人满意的疗效。因为服用起来更为方便，所以中成药相比中药饮片更受欢迎。

2. 中医药产业链逐渐形成

澳大利亚人对中医的接受程度在不断地提高，除亚裔人口外，非亚裔人口也对中医药有了相当高的认同度，已有近40%愿意使用中医药，其中大部分人受过高等教育。移民群体是中医药在澳大利亚生根发芽的主要生力军，澳大利亚的中医药产业链由此逐步形成。中医药问诊的平均收费为60～80澳元。每年还有1 000多人次接受中医药正规或非正规训练。这些都反映出中医药在澳大利亚的市场潜力很大。

在临床规管方面，澳大利亚自2012年实行了全国中医师注册制度，那些注册的执业中医师多是多面手，精通各科如内科、外科、妇科、儿科、针灸、推拿、跌打等。澳大利亚现有的中医执业人员中，部分是20世纪80年代末北京中医学院（现为北京中医药大学）、广州中医学院（现为广州中医药大学）、广西中医学院（现为广西中医药大学）、福建中医学院（现为福建中医药大学）等高等院校的毕业生，也有中国西医院校的毕业生改行从事针灸的。

根据澳大利亚中医管理局于2018年6月公布的数据，澳大利亚注册中医执业者（包括针灸师、中医师和中药配药师）共计有4 882位，其中55.8%（2 724位）为女性。在第一大州新南威尔士州（州府悉尼），注册执业者人数最多，占40.8%（1 992位）。维多利亚州（州府墨尔本）紧随其后，占26.9%（1 312位）。注册执业者中人数最多的年龄段为40～44岁（692位）和55～59岁（672位）。值得一提的是，有215位70岁以上的老中医获得注册，其他行业人士在古稀之年通常都已退休，而百余名老中医依然活跃在医疗第一线，证明了中医师的临床经验对于职业发展是非常重要的。此外，短期到澳大利亚从事中医教学或科研的人员，如果在澳期间涉及中医临床实践，也必须申请有限注册。

1996—2006年全澳仅有1 428人从事中医药行业，对比2018年的数据不难发现，10多年来中医药行业得到了快速的发展，从业者的数量较12年前增加2倍之多。尽管中医药在澳大利亚的发展已较为可观，但相对于7万多位注册的健康从业者来说，澳大利亚的注册中医执业者仅占其中的0.7%，在澳大利亚主流医疗体系中所占的比率很小，还有很大的增长潜力和空间。

## 二、中医药在澳大利亚发展的局限性

### 1. 科学依据的缺乏及适用病症的局限

中医药在澳大利亚只有100多年的发展历史。仍有不少西方人认为中医理论与自然科学相距甚远，甚至有的视中医理论为虚构理论，把中医和巫医视为同类。再加上目前中医缺乏足够的生物学理论作为科学依据，中医在生物科学领域的研究进展十分有限，也影响了中医的普及。因此，不少澳大利亚人认为中医可有可无，即便有也只是作为替代医术，中医更多为人所知的作用是滋补元气、益寿延年、补肾壮阳等。同时中医强调人与自然的统一和人体本身的有机整体概念，通过望、闻、问、切，实行辨证施治，这些方法在治疗慢性疾病时有其独到之处，但在诊断绝大多数急重病症时就显得古老原始，不易被西方人接受，不如现代医学来得准确、直接和高效。在疾病诊断方面，国内有中西医结合医院，可以做到互补，但在澳大利亚多为个人中医诊所，很难做到兼而有之，在某种程度上影响了中医的可信度和普及性。因此中医要在澳大利亚得到主流社会的广泛认可尚需时间，不仅需要加大中医药理论的宣传推广力度，使澳大利亚民众对中医药有基本的科学认识，同时更需要提高广大中医药工作者的诊疗效果，突出中医药在治疗疾病方面的优势，让民众在某些疾病的治疗方面更倾向于选择中医药。

2. 西医、西药的强势地位

澳大利亚药物主管部门对中药基本上持认同的态度。但是，我们应该清醒地认识到，澳大利亚医疗用品管理局目前对中药的管理仍是从西药的角度出发。西医、西药依然占据澳大利亚医药行业的主导地位。西医药从药厂、药剂师、注册医师、医院、大学院校、科研机构，直至政府部门的官员，形成了“一条龙”，产业链十分完善。相形之下，中医并未被纳入澳大利亚主流医学，仅属替代医学、辅助医学的范畴。甚至于西药行业担心其市场受到中药的冲击，利用各种机会和借口打压中医药的发展。

令人欣喜的是，中医药立法的成功，使得中医药进入了澳大利亚公众视野，澳大利亚民众对中医药的认识又向前迈进了一大步，也为中医药全面走向世界提供了一个可资借鉴的模式。

# 第四节　中 药 情 况

## 一、中药市场概述

澳大利亚的中药可细分为中草药、中成药和提取颗粒剂三种。中草药的使用对象多是华人，由于传统中草药的煎煮程序复杂，对火候的掌握也有很高的要求，所以这类需要煎煮的中药在海外的市场非常小。中成药比中草药受欢迎得多，而中成药中的新型颗粒状中药制剂更有其优势，这是指将中药烘干制成粉，做成胶囊、颗粒或分袋包装，以实现中药的标准化、成品化。患者不必锅熬水煮，可以直接服用，操作简单、携带方便，但由于未对中药深入煎熬，药的疗效受到一定影响。

中成药是澳大利亚中药市场的主体，已有500多种获得注册。中成药中的单味药审批程式较简单，有些补益药是以健康食品的名义进口的，如当归、枸杞、灵芝等，被接受程度较高。在澳大利亚的中药市场上，主要有北京同仁堂药厂的“同仁堂”牌药品、广州佛慈药厂的“岷山”牌药品（如加味逍遥丸）、天津乐仁堂药厂的“长城”牌药品（如筋骨跌伤丸）、广西玉林药厂的“玉林”牌药品、广州奇星药业有限公司的药品（如华佗再造丸）等。

澳大利亚的中成药全靠进口，目前当地没有中成药生产厂家。市场的格局大致是60%的药品从中国大陆进口，20%由中国香港进口，另有约20%由中国台湾、新加坡、印尼等国家或地区进口。同时，澳大利亚中药市场上还出现了一些混淆品种，炮制加工方式不科学不规范，生熟不分的现象也较为严重，这些情况都大大影响了中药的疗效。

此外，澳大利亚不认可动物类、虫类、矿物类中药，一些植物药由于其毒性而被禁止销售，如麻黄、附子、半边莲、朱砂、马钱子、藜芦等。有些中药被宣布为毒品，如马钱子、罂粟壳、巴豆；被宣布含肾毒、肝毒性成分的中药包括马兜铃、青木香、天仙藤、广防己、关木通、款冬花、千里光，这些均被禁止使用。上述药品管理方面的限制，既局限了澳大利亚中药的用药范围，也在一定程度上影响了当地中医临床工作的开展。

## 二、中药进口的审批限制

国外药厂向澳大利亚出口产品的首要条件是获得澳大利亚医疗用品管理局的GMP认证，这与欧盟的要求相同。澳大利亚医疗用品管理局规定，认证GMP必须要2名官员同行，官员出差的所有开销由申请人负担。这样算下来，申请GMP的费用在10万元人民币以上。如此昂贵的认证费用成为不少中药产品进入澳大利亚市场的障碍。另一认证障碍是中国国内药厂缺乏对澳大利亚GMP标准以及药品准入注册制度的了解，在中药产品的包装标识、产品安全和品质检测指标等方面会遇到各种各样的问题。澳大利亚医疗用品管理局特别关注中草药中重金属含量超标的问题，如果种植中草药过程中的污染问题不解决，将严重影响中草药对澳大利亚的出口。

中药进入澳大利亚市场品种较少，还有各种各样的原因：由于受《濒危野生动植物种国际贸易公约》的限制，一些含野生动物成分的药物，无法获得进口批准；一些属中西医结合的药物，虽然其疗效显著，但因其药理机制在澳不被接受，所以无法获得进口批准；一些含有毒性成分的中草药则受到澳大利亚药物毒物管理法的制约，被禁止在澳销售；若药物所含成分超过医疗用品管理局规定的标准，也会被禁止在澳销售。此外，医疗用品管理局要求部分药品必须提供成本昂贵的疗效试验报告，这又从一定程度上增加了中药申请进入澳大利亚市场的难度。

目前，澳大利亚中药市场有7家较为活跃的进口商：神农公司、北京同仁堂在澳开设的同仁堂澳大利亚有限公司、经营科学中药和担任国内药厂在澳代理的国泰公司、以销售灵芝产品为主的安康公司、以经营科学中药为主的台湾顺天堂公司、以经营浓缩中药及保健食品为主的台湾科达公司、以经营中药材为主的美玉公司。此外，澳大利亚有3家以经营西草药为主的上市公司，竞争力非常强，不断对中药市场造成挤压。

在澳大利亚的维多利亚州，药用植物的栽培已经立项，并做了一些基本工作，但因为澳大利亚劳动力成本很高，因此较大面积的栽培尚有待进一步论证。

## 第五节　中医药对澳贸易机遇

### 一、中医药在澳大利亚市场的扩大

经过澳大利亚华人几十年的不断努力，相关中医药立法的日趋完善，澳大利亚政府及民众对中医有了较高的认同度，中医药的市场不再局限于华人。目前，有5 000家中医及针灸诊所分布于澳大利亚各地，每年接待门诊至少280万人次，其中80%的患者说英语。

在中药方面，中澳两国之间也存在贸易机会。就现在占据大部分中药市场的中成药来讲，随着国内科研水平的不断提高，对澳大利亚官方政策越加熟悉，中国内地的中成药生产厂家的中成药逐渐达到进口要求，符合澳大利亚医疗用品管理局标准、品质稳定、标准量化，相信中国在澳大利亚的中成药市场份额将可以得到很大程度的提高。

### 二、政府间的友好沟通

2005年中澳自由贸易区协定谈判开始启动，直到2015年6月17日，历时10年的谈判终于尘埃落定、修成正果。时任中国商务部部长高虎城与时任澳大利亚贸易与投资部部长安德鲁·罗布（Andrew Robb）分别代表两国政府，在澳大利亚首都堪培拉正式签署《中华人民共和国政府和澳大利亚政府自由贸易协定》（以下简称《中澳自贸协定》）。《中澳自贸协定》的签署为两国经济的发展提供了巨大的合作前景。

在谈判期间，中国国家中医药管理局充分意识到借助国家之间经贸合作平台推动两国中医药领域合作和发展的重要意义，在商务部的统一领导协调下，积极参与谈判工作，在充分了解双方情况的基础上，做了一系列有意义的工作，以努力减少制约中医药对澳贸易发展的政策，积极扩大中医药在澳的市场准入。《中澳自贸协定》中关于中医药领域的内容，使中医药服务贸易在澳发展以及两国中医药领域的合作方面取得了突破性进展，具体如下：

（1）在目前中澳中医药主管部门尚未建立政府间双边合作机制的背景下，正式建立中国国家中医药管理局与澳大利亚卫生部关于服务贸易的长效沟通机制，双方将就中医药服务贸易有关问题进行沟通协商。

（2）在服务贸易协定中首次规定双方主管部门将为中医药相关的药品贸易提供便利，使澳大利亚有关部门改进对中药类产品的管理，使其能够为中医服务提供有力保障，以保证中医服务的质量，这也是首次在自贸区谈判中推动取得有关中药产品贸易便利化的成果。

（3）对包括中医师在内的中国特色职业给予每年1 800名配额，其入境和临时居留最长为4年，并有获得延期的可能，这将有效促进更多优质中医师“走出去”，赴澳提供优质中医药服务，传播中医药学，造福当地民众，进一步推动在澳中医师的自然人移动。

上述内容展现了中医药参与自贸协定取得的一系列重要成果，中医药在澳大利亚的发展离不开双方政府的支持和推动，应及时总结并借鉴推广中澳自贸协定的谈判经验，为我国中医药行业的海外市场准入和发展争取更多机会。

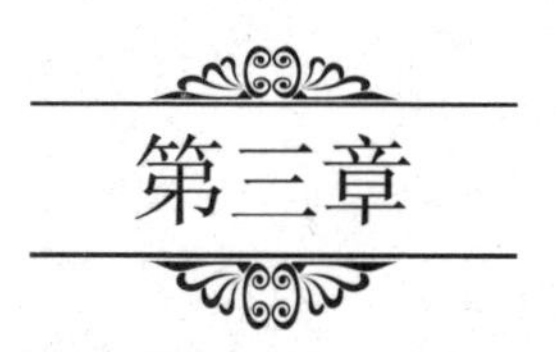


# 澳大利亚的中医药教育和科研

## 第一节　教育情况

目前中医药已传播至世界各地，不少国家和地区掀起了“中医热”，但仅局限在传播和医疗服务方面，多数西方发达国家把中药纳入“食品”的范畴，中医处于替代医学、补充医学的地位。究其根本原因就在于西方医学界对于中医不甚了解，不知晓其疗效和功用，这就影响了政府对于中医政策的制定，从而阻碍了中医药在世界范围的传播和发展，进而影响中医药的出口。因此从中医走向世界的角度来看，不仅要使各国民间使用和承认中医，确认中医药的有效性和安全性，更重要的是使官方承认中医的合法性和学术地位，这就需要中医药与国际接轨。如不与国际接轨则无法让海外了解，更谈不上承认的问题。要与国际医学接轨，必须加强中医药文化与技术对海外的输出，让外界社会了解中医、学习中医、相信中医。中医药与国际接轨可以从推出与国际情况相适应的中医教育方案入手，因此，世界各国的中医药高等教育应运而生，澳大利亚便是其中的佼佼者，也是全球中医药交流发展的典范。

## 一、教育模式

### （一）私人培训机构

目前，澳大利亚是中国以外中医药高等教育最为成功的国家之一。当然，其间也经历了一段艰难的历程。多年来西医治疗一直占据主要地位，在医学教育领域也是同样的状况。直到20世纪60年代，才有澳大利亚人在悉尼创立了第一所针灸学院。此后，不少中医团体相继在悉尼、墨尔本等地创办中医、针灸学院以及中医培训班。尽管只是私人创办的小型培训机构，但是对于中医药学的传播以及相关人才的培养起到了一定的推广作用，由于此类学历大多难以得到政府的认可，故而20世纪90年代以前中医药教育在澳大利亚的发展也极为有限。

### （二）综合性大学开设中医药专业

中国改革开放以及澳大利亚政府推行多元文化政策以来，中国与澳大利亚之间的学术交流日益增多，华人移民也日渐增多，促进了中医药的发展和影响力的提升。相应地，澳大利亚中医学教育也取得了很大的发展，一些医学院开始与中国国内实力雄厚的中医药院校合作，招收中医针灸专业的本科生和硕士研究生。其中，皇家墨尔本理工大学与南京中医药大学合作，率先于1993年开设了中医学系，这也是西方国家中正式设立中医学系的第一所综合性大学。

澳大利亚现有三所公立大学开设中医学士学位以上课程，它们分别是皇家墨尔本理工大学、悉尼科技大学和西悉尼大学，是澳大利亚最主要的致力于中医药教育与国际交流的综合性高校。

澳大利亚中医学课程设置主要参考两个方面的因素：一是原汁原味的传统中医课程必须放在首位；二是澳大利亚卫生保健相关问题必须在课程设置中得以体现。基于这两个方面的考量，科研院校、专业团体和中医从业者进行了不懈努力，使课程设置更好地融合了传统中医课程教学与澳大利亚医疗保健实际问题，因而有各种形式不一、各具特色的中医教育项目在澳大利亚开展。

1. 皇家墨尔本理工大学

皇家墨尔本理工大学成立于1887年，是澳大利亚办学条件、教研设备及师资水平都较高的公立名牌理工大学之一，对于中医教育在澳大利亚的发展具有重要影响，作为世界一流综合性大学，其培养的医学博士在澳大利亚及全球都具有很高声誉。目前在校学生57 433人，其中留学生26 590人。从1993年开始，其所设立的中医系就成为中医教育海外规范化发展的典范。中医系从成立之初就搭建了高水平平台，具有优良的科研、教学条件，汇聚了优秀的中医人才，快速获得最新的中西医学信息，它的成立带来了澳大利亚中医教育“质”的变化，同时也是西方发达国家中医教育行业的“领头羊”。

皇家墨尔本理工大学的5年制本科教学方案是在与南京中医药大学合作办学中建立的，使用南京中医药大学的本科教学大纲，教材方面则以“中医五版教材”为主，将其编译成英文版本。在课程设置方面，50%～65%的课程为中医课程，其余为西医课程。中医针灸的理论知识包含在中医课程中，解剖、生理、病理和生化等基础医学学科为中医课程的学习提供了西医基础。在教学实施中，既有南京中医药大学派送中医课程师资，学生也可以进入南京中医药大学进行临床实习，这样就保证了中医课程的原汁原味和学生进入医院实习的机会。

皇家墨尔本理工大学招收的中医学硕士生项目学制为2～3年，学生背景可以为中医、西医、生物学科等，但是没有中医本科学历的学生需要增加一年的中医基础课程学习，以更好地进行研究生阶段的中医课程学习和课题设计。中医硕士教学大纲等也与南京中医药大学相同，硕士生指导教师主要来自南京中医药大学。

2. 悉尼科技大学

悉尼科技大学是目前澳大利亚最大的综合性公立大学之一，其商科、法学、教育学和科技专业发展良好，同时也是全球屈指可数的可以提供集中医药系统教育、科研和诊所实习的英语中医教育机构，在2019年泰晤士高等教育世界大学排名中列196位，目前在校学生37 638人，其中留学生10 054人。

1994年，澳大利亚教育部通过评估决定将20世纪60年代在悉尼创立的第一所针灸学校以私立形式转入悉尼科技大学，作为悉尼科技大学针灸系，提供学士学位教育。招生规模为每年约50名学生，生源的30%为华人和越南人，其余则为澳大利亚本地人。

另外，悉尼科技大学生命科学学院设立了中医学本科课程，提供传统中医健康科学学士学位。其培养宗旨是：所培养的中医专业从业人员应具有丰富而全面的基础理论知识、实用有效的临床技能及高度的适应能力。其毕业生的就业选择有从事中医临床工作的针灸师、药房的药剂师、按摩治疗师、营养健康顾问、中医药研究和产品开发及从事中医教学等。

悉尼科技大学中医本科课程学制为4年全日制，课程设置包括中医基础、西医基础及实践，具体有解剖、生理、药理、临床技能、经络、针灸及按摩等。为了提高学生的中医临床实践水平，其实习从第一学年起就陆续开展，实习在悉尼科技大学的中医药诊所进行，内容包括针灸、中医推拿及中草药疗法等不同专业方向。在实习的时间要求方面，临床实践小时数为750小时，同时要治疗不少于300个患者。课程学习完成后，最后一年的临床实习学生可以选择在亚洲国家或地区的中医医院进行，如广州中医药大学、成都中医药大学、北京中医药大学、香港浸会大学和韩国东义大学的附属医院等。

3. 西悉尼大学

西悉尼大学成立于1989年，是澳大利亚首家联合式大学。目前在校学生37 531人，包括来自全世界70多个国家的4 000多名留学生。

西悉尼大学科学与健康学院于2005年开设了中医课程，可授予传统中医学士学位。其中医课程的学制为4年全日制，教学方式采取更注重提高学生思考及自学能力的“翻转课堂”模式，在这种模式下，课内外学习时间被重新分配，学生通过前期对于课程基本信息的自学，能够在宝贵的课堂学习时间内更为积极主动地专注于思考问题或者案例的学习，这种授课模式有利于培养学生学习中医的思维方式和处理疾病的方法。4年时间学生需修完32门课程，总学分为320分，课程设置中中医课程占2/3，西医课程占1/3，这种课程分配方式，保证了学生既有西医基础知识储备，又能深入地进行中医基础课程的学习。在前两年的教学中，侧重培养学生对于中医、针灸和中草药的学习研究以及对于生物医学领域的理解，同时也注重培养学生的团队协作能力；后两年则在学生掌握基础理论的基础上，侧重提高学生的临床实践技能，丰富其临床经验。

临床实习可以在校园诊所和校外医院进行，总共超过900小时的临床实践具体分配为：校园诊所250小时，校外医院250小时，最后400小时将于第四年在中国的重点中医医院实习。西悉尼大学非常重视提高学生的临床实践能力，在实践中校方派出教员全程陪同督导。西悉尼大学科学与健康学院作为澳大利亚国家补充医学研究院的依托单位，对于中医学的科学研究也很热衷，曾有研究表明，循证医学的发展是增加中医的合法性和制度认可的可能途径，能够进一步鼓励中医药纳入澳大利亚医疗保健系统。

2014年11月在中国国家主席习近平和澳大利亚总理阿博特（Abbott）见证下，西悉尼大学与北京中医药大学建立合作关系，联合成立集医疗服务、教育、研究与文化交流为一体的中医中心。

### （三）中医院校

除了皇家墨尔本理工大学、悉尼科技大学和西悉尼大学以外，还有一些公立或私人学院开放教授中医课程，承担中医教育工作，如澳大利亚针灸学院、澳大利亚自然疗法学院和新南威尔士州理疗学院等。目前获得澳大利亚卫生部官方认可的院校和机构共有14家，累计可提供28个中医药专业教育文凭。另外，澳大利亚不少尚未设立中医专业的大学也正在开展中医相关研究，例如悉尼大学信息科技学院健康科学系开展了与中医药相关的科研工作和研究生教育，以下分别做简要介绍。

#### 1. 澳大利亚针灸学院

澳大利亚针灸学院于1969年创立于新南威尔士州的悉尼市，是澳大利亚医学史上第一所教授针灸的学校。教学内容主要包括中医传统针灸学基础以及相关临床实践学习，教学语言为英文。学校创办初期学制为2年，1976年更改为3年，1980年改为4年。随着学制延长，教授的课程内容也不断丰富和更新，比如，现在的课程设置不仅包括传统针灸理论的基本知识和临床实践，还包括部分西医基础医学。该学院还进一步在阿德莱德市、布里斯班市以及墨尔本市等地设立分院，极大地推广了澳大利亚的针灸教育，培养了一大批针灸医师。1983年开始，澳大利亚针灸学院开展了与中国的中医药大学的合作。例如，与广州中医药大学建立了合作关系，给学生提供更多的实习机会。在学院的不断努力下，1989年，该学院关于传统针灸的2 000小时的教育课程被澳大利亚新南威尔士教育部门评估通过，学生在修读完课程并通过考试后，可以获得应用科学（针灸）文凭。同时因为该学院的教育项目已获得国际针灸学会和世界针灸学会等中医药协会的认可，他们的毕业生有机会进入一些澳大利亚针灸组织协会，同时也具有修读本院硕士教育项目的资格。

2. 澳大利亚自然疗法学院

澳大利亚自然疗法学院成立于1978年，教学内容主要为东方医学，包括针灸学、推拿、太极拳、简单的中草药知识以及气功等。1980年正式确立学制为4年，其课程设置也是兼顾了中医学和西医学基础等方面，其中医学课程包括中医学基础、针灸学、中医药学、方剂学、太极拳、气功、推拿等，西医学基础包括现代解剖学、生理、药理及现代医学术语等课程。澳大利亚自然疗法学院也与中国的中医药机构建立了良好的合作关系。例如，中国杭州的红十字会及浙江省中医药研究所可以为该学院学生提供为期3个月的临床实习机会。澳大利亚自然疗法学院4年制的学习时间比澳大利亚针灸学院多1 000小时，总共为3 000小时。

3. 新南威尔士州理疗学院

新南威尔士州理疗学院是一所教学规模和教学水平在西方国家都比较高的传统医学学院，不仅包括中医教学，还包括其他一些东方医学专业。它的前身为1959年成立的骨科学院，后于1968年成立新南威尔士州理疗科学学院，1980年更名为新南威尔士州理疗学院。其专业设置包括东方医学、理疗、草药医学、针灸、正骨、植物疗法、顺势疗法等。不同的专业学制从3年到5年不等，其中理疗方向学习3年即可毕业，东方医学方向则为4年。东方医学方向具体又包括中医药，下设针灸学、中药学（传统中药及方剂）、营养学、按摩、保健体操（包括太极拳及瑜伽）等内容。

综上可见，澳大利亚各中医院校的教育课程设置各有其特色，并不完全相同。除完成学校教育以外，澳大利亚卫生部要求中医师注册还需完成一系列教育课程，包括澳大利亚医疗环境、限制性中药、内科学和临床实践共4个方面。被认证的教育机构分别是皇家墨尔本理工大学、西悉尼大学、悉尼科技大学、奋进自然健康学院、南方自然疗法学院等，各院校按照这4个方面承担着不同的教学任务。

在澳大利亚一共有12所机构（包括皇家墨尔本理工大学、西悉尼大学、悉尼科技大学3所大学）提供13门中医主要专业资格课程。其中有10门课程受到国家高等教育局认可。此外，为其他健康科学专业的毕业生提供10门短期课程培训，这种培训一般不发放证书，并且只有针灸一项专业培训，通常专业组织如协会等将给予培训合格的毕业生以会员身份的认可。

中医的资格认证课程主要包括3个方面：基础科学和医学、中医理论和实践课题、临床培训。每所院校对于这3个方面的课时数分配是不相同的，分配的依据也与受教育目标学生群体的水平和资金水平有关。一般来讲，每部分课时数各占大约1/3，每个学科的科目也包含其中。所有大学里的本科专业都是全日制的。为了便于招收兼职学生，私立院校的教学通常分为日间班和夜间班。研究生预科课程则只有兼职模式，为了利于兼职学生选课，授课一般放在晚上或者周末。这些研究生课程的毕业生目前

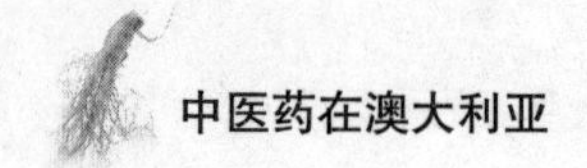



还没有享受到应有的专业协会的入会资格，这也是目前提供教育培训的院校努力与专业协会沟通的重点。虽然中医资格课程不尽相同，但是大学和部分私立院校普遍认可4年（针灸或中草药分列）或5年（针灸和中草药相结合）的课程是比较合适的。

## 二、中医药教育的问题与思考

澳大利亚的中医教学在西方国家一直走在领先的位置，其对于中医开放的态度，以及积极的国际合作活动，极大程度地促进了澳大利亚中医药人才的培养。尽管中医教育目前也受到诸如环境、教学资源等多方面的限制，但是以英文授课为主的澳大利亚各中医药学校，通过海外合作的方式，为学生提供了更多和较为完善的临床实践机会，极大地加强了学习者对于中医疗法的理解，有助于提高其临床实践水平。当然，澳大利亚的中医药教育也存在一些问题。

1. 存在问题

在中医教育的内容上，一些院校提供的中医教学（包括针灸和中草药专业）理论部分与中国基本相似，但最主要的问题是临床实践部分相对来说比较薄弱，究其原因是因为在澳大利亚进入公立医院实习的机会非常稀缺。而在中国，50%的纯中医师毕业前至少有6个月的临床实习，并且大多是在公立医院完成。

2. 应对措施

在当前情况下，为了进一步规范发展澳大利亚的中医药教育，首先应从政府层面对澳大利亚提供的中医教育进行全面的审查，主要是针对中医基础医学和临床教育的内容。如果职业监管通过批准，审查工作应由新成立的注册机构或认证委员会或由其他独立的无党派机构来负责。为了保证临床实践的安全，针对非执业中医师的基础医学和临床医学教育需要进行检查和必要的升级，这个审查过程需要有考核合格的执业医师参与其中。所有新课程的要求在使用前，应由主要的中医专业协会进行仔细的检查与测试，这些都应该在毕业生注册执业许可之前进行。课程咨询委员会的任命过程应由开设中医课程的综合大学和私立院校严格审查，以确保具有广泛的职业代表性；从中医教学人员的聘用来看，可以从专业的中医协会聘请；这个聘请过程应该是全国开放的，并允许公平竞争，以确保招到最优的中医专业学术人员。此外，针对临床实习机会较少的情况，可以采取与我国的中医药院校合作办学等形式来增加学生的临床实习时间。

## 第二节　医学协会

### 一、中医药协会

在中医立法、中医师注册及中医药的海外发展进程中，中

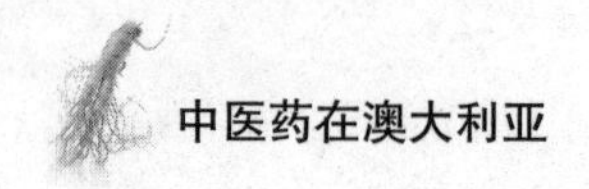


医药行业协会往往起到巨大的推动作用，澳大利亚本土有几十个中医药协会。以下介绍几个规模较大的中医药协会。

1. 澳大利亚针灸中医协会

协会成立于1973年，原名澳大利亚针灸协会，是澳大利亚最早成立的针灸协会，1995年与针灸道德与标准协会合并。现在成员超过2 200人，是澳大利亚最大的针灸中医协会。协会每年定期在澳大利亚各大城市举办各种类型的学术活动及召开学术年会，为中医师、针灸师在澳大利亚的发展提供了良好的平台，此外，在学术交流和信息互通等方面，协会也在积极活动。除每年发布年度报告外，2013年，协会成立40周年之际，出版了《澳大利亚针灸中医协会40周年纪念集》，展示了协会创办40年以来，在建立和发展澳大利亚中医教育和临床实践标准、中医注册和管理法规等方面取得的成就。与此同时，协会出版会刊《经络》（季刊）和学术刊物《澳大利亚针灸中医杂志》，并编写教材培训协会会员。

澳大利亚针灸中医协会会员资格包括终身会员、理事、副理事、普通会员、临时会员、非正式会员、退休会员、荣誉会员、学生会员等不同形式。加入协会后要定期参加协会活动，取得一定积分，才能获得下一年度的会员资格。为会员从事中医药临床实践和继续教育提供最好的支持和服务是澳大利亚针灸中医协会的成立宗旨，协会自成立起就为了争取针灸作为合理的医疗方式而与政府不断沟通，并努力使之进入澳大利亚的医疗服务体系。自1990年起，澳大利亚医疗服务体系已将针灸费用列入医疗费项目，同时规定了初诊和复诊的收费标准。

继2016年5月在珀斯成功举办澳大利亚针灸和中医协会年会，2017年针灸与中医师国际高峰论坛在澳大利亚布里斯班举行，来自亚洲及欧美等地的中医师参与了论坛，加强了成员间的联络。2019年论坛会于5月17到19日在澳大利亚墨尔本召开。在对外联络方面，澳大利亚针灸中医协会与澳大利亚政府管理机构如医疗用品管理局，中国药品管理机构如中国食品药品监督管理局，海外专业机构如新西兰针灸师注册协会、世界针灸学会联合会，世界中医学会联合会等都长期保持密切联系，在互通信息的基础上，更好地为促进会员交流和学会发展服务。

2. 澳大利亚全国中医药协会

澳大利亚全国中医药协会成立于1985年，其总部设在悉尼，是新南威尔士州最大的中医药团体，创会成员主要为澳大利亚的华侨老中医，其成立源于来自东南亚以及中国的移民数量增加，中医药在澳大利亚的市场需求越来越多。

澳大利亚全国中医药协会自成立以来，致力于促进中医药在澳大利亚的发展，经常与官方如联邦政府、州卫生部门、药物管理部门等交换意见，同时与其他中医药组织积极商讨关于争取中医注册立法的问题，1997年，协会连同全澳13个中医组织一起向联邦卫生部呈交了有关中医注册联合提案，为中医在澳大利亚的注册奠定了基础。《澳大利亚中医教育标准》的制订工作也有澳大利亚全国中医药协会的参与。

协会成立的主要宗旨是团结全澳中医师、药材商为促进澳大利亚的中医药事业发展而奋斗。学会会员包括国家级中医专家、知名教授、名中医、中医药博士、硕士等，在众多骨干会员的持续不断努力下，澳大利亚全国中医药协会得到了极大发展。协会具有自己的工作章程、守则、会徽和年刊。新会员入会时需要经过认真的审查或考核，理事由全体会员大会投票选举，每2年一次。同时有监察委员会负责督察理事会的工作。作为全体会员遵守的行医守则，规定了诸如会员专业继续教育学分、诊疗收据、诊疗处理措施等方面的细则，确保了协会的行医标准和健康发展。每季度出版一期会刊《澳大利亚中医药》。协会也经常举办学术讲座，进行学术交流，在对外学术交流方面，曾多次接待中国国家中医药管理局、一些省市卫生厅以及北京、广州、上海、南京等中医院校的访问团。同时，协会也派出代表参加在中国、新加坡、日本等地举行的国际中医药学术会议。

通过全体会员的不懈努力，澳大利亚全国中医药协会在全澳中医界产生了极大的影响，促进了澳大利亚中医药事业的发展。

3. 澳大利亚中医学会

澳大利亚中医学会成立于1999年。目前有会员1 300人，其中针灸师800人，其余为获得针灸证书的西医医师或者与针灸相关的研究人员及学生，有着较高水平的教育背景及丰富的临床经验。学会起源于1990年在新南威尔士州成立的中医研究会，包括澳大利亚中医骨伤学会、太极气功协会、中澳老年协会等。学会为全国性非营利组织，其办公机构分布于新南威尔士州、维多利亚州、西澳大利亚州、南澳大利亚州以及昆士兰州。会员权利包括参加继续教育的培训课程，参加高水平学术会，聆听澳大利亚及中国中医专家报告等。学会出版的学术刊物包括《中医与健康》及《澳大利亚中医中药杂志》，会员通过这些刊物可及时了解中医药的最新进展。学会设有国家和州级理事会，并设学术、发展、社会活动、科研、编辑和投诉与纪律审裁等8个委员会。

2016年7月，澳大利亚中医学会和澳大利亚全国中医药协会在悉尼合并为澳大利亚中医药学会。目前，该学会是澳大利亚华人团体中最大的中医药学会，会员超过1 600人。会长郑建华表示，该学会将继续本着将澳大利亚中医药行业进一步专业化、规范化的主旨，发扬务实求真的精神，为澳大利亚华人社区谋取更大的福祉。学会行政总裁韦国庆表示，2016年起学会与广州中医药大学共同组建“中澳中医传承与推广中心”，以期进一步提高双方的教育、临床和学术研究水准，推动中医药走向世界。为此，双方开展了许多相关活动，如2018年共同承办了第四届传统中医药国际论坛，论坛主题为“痛证的中医针灸治疗”，主讲嘉宾有来自广州中医药大学相关学科带头人、教授，世界中医药学会联合会疼痛康复专业委员会的专家，悉尼科技大学的专家、教授，新加坡、马来西亚、中国香港和中国台湾等国家和地区的中医针灸专家，澳大利亚当地著名中医针灸人士等。

4. 澳大利亚全国中医药针灸学会联合会

澳大利亚全国中医药针灸学会联合会成立于1991年，总部设在墨尔本，已有20多年历史，是一个全国性的中医药团体和学术组织，目前有会员700多人，全部具有中医本科或者相当于本科及本科以上学历。学会要求所有会员按照会章规定行医并遵守严格的职业操守。学会对于会员入会有严格的要求，具体分为医师会员和按摩治疗师会员。对医师会员的要求有：① 持有中国中医学历。完成5年全日制本科中医和/或针灸课程，持有中医和/或针灸学士学位或者该联合会认可的相同学历。② 澳大利亚中医学历。毕业于中医本科或者研究生班课程，持有该联合会或者澳大利亚中医管理局认可的中医和/或针灸学士学位或者其教学大纲内容相当于本科课程的中医和/或针灸研究生班硕士学位。③ 海外（中国以外）中医学历。毕业于该联合会或者完成澳大利亚中医管理局认可的5年全日制本科中医和/或针灸课程并持有中医和/或针灸学士学位。④ 以上所有课程必须包含至少12个月的临床实习或者实践，在澳大利亚执业的会员必须在中医管理局注册。对按摩治疗师会员的入会要求有：申请人必须具备在澳大利亚提供治疗按摩资格，持有在澳大利亚境内培训获得的HLT 50302或HLT 50307治疗按摩毕业文凭。医师会员及按摩治疗师会员必须持有符合中医管理局公布的专业过失赔偿（PII）安排标准里规定要求的PII证明副本，以及有效的高级/工作场所急救证书副本。

澳大利亚全国中医药针灸学会联合会创办官方杂志《澳大利亚中医科学杂志》，并获得澳大利亚权威杂志《选择杂志》推荐为可信赖的中医药组织。同时也是唯一直接拥有近40家医疗保险公司认可诊金回扣（澳大利亚医疗付费的一种形式，如果患者需要看专科医生，经普通科医生推荐后，患者首先自付费用，凭收据去找政府的医疗部门，回扣部分诊金，如果是低收入者也可以减免看专科医生的诊金。此处回扣诊金相当于报销诊金）的华人中医药组织。该会在澳大利亚5个州及首都区设有分会，会长为林子强博士。林子强会长自该会1991年成立以来深得全体会员拥戴，连任至今。他在成立联合会时曾定下几个方略，其中最主要的两项是：① 设立中医正规本科教育；② 立法保护中医正规化发展。如今上述两项都已成功落实，为此开创了中医及针灸在世界发展史上立法管理的先河，这也是联合会引以为荣的成绩。

以林子强会长为首的联合会始终把谋求提升中医师和针灸师的社会地位、保障患者以及医师的权益作为宗旨。多年来一直为此而努力游说政府立法管理保护澳大利亚中医行业的正规发展。2000年维多利亚州《中医注册法》能够成功通过实施，与林子强会长及各位理监事共同努力是分不开的。自从其成功推动维多利亚州中医立法注册以来，又向其他各州游说，林子强会长曾先后率团拜会了西澳大利亚州及南澳大利亚州卫生部部长，并无数次与联邦历任卫生部部长、副部长、联邦药管局局长等政要会晤，更多次组织或者陪同历任数位联邦医疗用品管理局局长及州副卫生部长访问中国，以增进澳大利亚政府对中医药的认识，凡此种种都加强了联邦政府对中医全国立法管理的重视，奠定了澳大利亚全国立法的基础。

联合会创办以来，本着为会员和中医师争取利益的既定方针，及时与政府和行业之间进行沟通，反映及设法解决了中

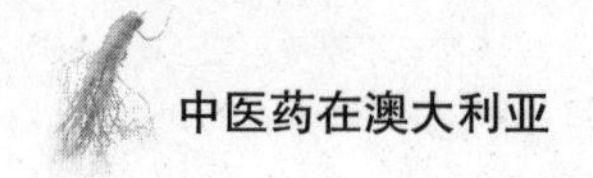



医药行业在澳大利亚存在的许多问题，如有毒中草药合法使用的问题，会员豁免中医药诊金消费与服务税的问题等，该会与医疗用品管理局保持着长期的交流。

澳大利亚全国中医药针灸学会联合会也是世界中医药学会联合会的发起会之一，林子强于2003年获选为世界中医药学会联合会副主席并连任三届，同时被任命为世界中医药学会联合会大洋洲主席。2011年5月澳大利亚全国中医药针灸学会联合会与新西兰中医界成立了大洋洲中医药针灸学会联合会，时任中国国家中医药管理局局长王国强也亲临祝贺。世界中医药学会联合会副主席兼秘书长李振吉教授亲临主持成立大会，以此加强了两国中医界的联系并互相承认会员资格。世界中医药学会联合会是世界上最大、最具权威性的国际中医药组织。总部设在北京，由中国卫生部原副部长、国家中医药管理局原局长佘靖担任会长。该组织目前有159个中医团体，有60多个国家和地区参加，全球约有26万会员，并有30多个中医药专业委员会，同时在世界范围内广泛开展中医学术交流和再教育，并组织了世界性的中医水平考试。世界中医药学会联合会还授权澳大利亚全国中医药针灸学会联合会组织举办全澳大利亚在职中医师、针灸师水平考试工作。

澳大利亚全国中医药针灸学会联合会已经联合澳大利亚自然疗法协会及澳大利亚传统疗法协会向联邦政府有关部门递交了申请表并致函特恩布尔（Turnbull）总理，提议政府允许民众接受注册针灸师和由医疗保健部支付的针灸治疗，此举已经得到其他学会的响应和联署。

该会向联邦政府提出两点建议：① 将注册针灸医师优先纳入增强基础保健计划，首先让注册针灸师享有如物理治疗及脊椎神经师等行业一年5次由医疗保健部支付治疗费用，同时由医疗保健部给予每位注册针灸师一个统一的诊金回扣号码，以废除如今由各医疗保健公司给予不同号码的乱局。② 修订医疗卫生条例，取消私人保健公司的酌情权，令私人医疗保健公司认可由澳大利亚卫生执业者管理局注册的中医针灸师，而非由私人医保公司自行决定颁发诊金回扣号码标准。澳大利亚全国中医药针灸学会联合会自1991年成立以来一直不遗余力地推动中医立法、保障患者安全就医，在该会同仁及一些有识之士的支持下，首先于2000年成功促成维多利亚州中医立法（含针灸），维多利亚州中医法诞生12年后又促成澳大利亚全国中医立法管理。该会代表在澳广大注册针灸师再次向政府陈请，此举是继促成中医立法之后又一重大举措，既有利于患者每年进行必要的针灸治疗，又极大地方便所有注册中医师、针灸师享有保险公司承认的权利。此外，该会也是世界针灸学会联合会的成员，并与中华中医药学会保持密切联系。

## 二、传统医学协会

澳大利亚也有一些传统医学协会，将中医药疗法等纳入其中，作为传统治疗手段的一部分，促进了各种传统医学疗法之间的交流，同现代医学一起，为民众健康提供服务。这其中，比较大的传统医学协会有澳大利亚传统医学协会，该会是

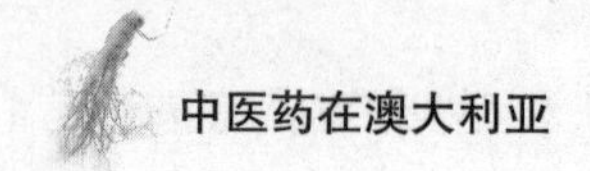


澳大利亚最大的传统医学职业者的专业协会，拥有10 000余名会员，占澳大利亚全国传统医学执业者总数的65%。

澳大利亚传统医学协会成立于1984年，是由澳大利亚证券投资委员会认证的非营利性传统医学法人机构，也是唯一由澳大利亚两个联邦法定委员会认证的传统医学执业者协会，代表了全澳大利亚传统医学界的利益。该协会由执行董事会管理，在全国设有4个执行委员会，作为传统医学从业者与公众、政府、其他医学协会沟通的桥梁，与社会各界建立了良好的协作关系。该协会负责建立、执行并完善从业者职业道德规范，从而规范传统医学从业者的行为。同时，为推进传统医学从业者的医疗水平，澳大利亚传统医学协会与各地多家传统医学学校建立并保持联系。

澳大利亚传统医学协会的日常服务包括为患者提供会员医师信息查询，接受患者投诉。同时还广泛发布各种医学研讨会相关信息，提供受不同协会承认学历的传统医学学校名称、地址，并介绍有关按摩、西方草药疗法、物理疗法、营养疗法、顺势疗法和中医疗法研究进展，以及相关书籍等信息。

澳大利亚传统医学协会接纳一定资格的会员，基本要求是会员具有良好的英语沟通能力，并达到协会规定的学历水平。协会注册会员享有协会提供的多种服务，可获准在澳大利亚从事传统医学服务，可在诊所、广告中使用澳大利亚传统医学协会的标志。该协会的标志作为官方及权威机构认可的标志，有利于取得患者的认可及信任，也更容易获得澳大利亚国内43种卫生基金的支持。澳大利亚传统医学协会除了为会员提供专业的保险服务，保障会员在医疗活动中的权利及利益，澳大利亚传统医学协会还为会员提供一定的教育补助金，对于优秀的从业者，通过减免年费作为奖励。每年澳大利亚传统医学协会还会资助会员参加在澳大利亚各地举办的相关学术研讨会等，以帮助会员获得再教育机会，提升执业水平。

2019年5月10日，澳大利亚传统医学协会主席彼得·贝里曼（Peter Berryman）先生和克里斯蒂娜·贝利（Christine Berle）女士，澳大利亚中医管理局委员及澳大利亚传统医学协会5位创会委员之一，参加了澳大利亚中医委员会的会议。这是自2012年实行中医注册以来，中医委员会与其余6家代表中医药执业者的学会之间的第一次圆桌会议。其余5家学会分别为澳大利亚针灸中医协会、澳大利亚中医药学会、澳大利亚全国中医药针灸学会联合会、澳大利亚自然疗法协会及澳大利亚中医药工业委员会。会议取得圆满成功并决定此后每年召开一次。

# 第四章

# 中医药在澳大利亚发展的思考

## 第一节　澳大利亚中医药发展的机遇与挑战

### 一、现状

澳大利亚是一个长期与其他大陆隔绝的大陆，与世界其他国家的文化交流是近200年的事，中医药也正是在清朝时期传入澳大利亚。当时随着中国移民进入澳大利亚，中医也随之传入，有少部分华人应用中草药治病。

20世纪60年代是澳大利亚社会变革的年代，人们更加关注自己的健康和生活方式。60年代末，新南威尔士州悉尼市建立了澳大利亚第一所针灸学院。80年代开始，中澳医学之间的交流更加频繁，澳大利亚邀请了中国的针灸专家与中医师赴澳讲学，同时也派出在职医师到中国来学习、深造。经过几代中医人的不懈努力，中医药学在澳大利亚已得到较大发展，中医中药及针灸治病不仅被广大华人患者所普遍接受，而且也被越来越多的非华裔澳大利亚居民所了解，同时也愿意接受中医、中药和针灸治疗。

目前，澳大利亚已建立中医药和针灸学院10余所。现有中医针灸诊所5 000家，这些中医针灸诊所大部分都设有中药房，所能提供的中药饮片品种也比较齐全，有300多种。中医针灸诊所和中药店铺，一般开设在大城市的唐人街和华人较集中的地区。中医药从业人员总数已超过4 000人，澳大利亚每年接受中医药（包括针灸）诊治的患者超过200余万人次。

虽然西医在澳大利亚卫生保健系统中一直居于统治和主导地位，但针灸技术被越来越多的西医保健工作人员作为一种辅助疗法应用于临床。据不完全统计，在6 000余家西医诊所中，有近3 000个西医诊所设有针灸治疗项目，可见针灸在澳大利亚已相当普及。

在澳大利亚，不仅中医针灸被广泛使用，中药的应用也日渐增多。一般情况下，中医针灸诊所都配有中药房，针灸配合中药的综合治疗比较普遍，而且疗效较好。中成药比中药饮片用得更普遍，特别是新型的从草药中提取出来经真空干燥成颗粒状的中药颗粒剂。澳大利亚市场上的中成药销售量日渐增长，从中国进口的中成药数量更是成倍增长。据澳大利亚官方透露，目前中国已有几十家中药厂的数百种中药获准进入澳大利亚销售，还有大批厂家及其产品正在申请报批之中。

最近几十年来，中医药特别是针灸在澳大利亚得到了迅猛的发展，澳大利亚各省成立了很多中医、针灸联合学术组织。如我们前文提到的澳大利亚针灸中医协会、澳大利亚中医药学会、澳大利亚全国中医药针灸学会联合会等。这些协会在推动中医药立法、规范中医药医疗服务水平及提高服务质量方面发挥很大的作用。澳大利亚政府提倡多元文化，对于中国中医针灸及中药也是一个开放包容的态度。澳大利亚居民有机会近距离接触和体验中医中药的确切疗效，在亲身实践中，他们体会到中医传统保健治疗措施如针灸、推拿、草药等，不仅效果良好，而且不带来创伤，不良反应也较少。

据统计，澳大利亚每年接受针灸治疗的人次约有35万，大约耗资700万澳元。针灸的自然调节作用已渐渐深入人心，那些对西药有过敏反应或者对于西药的不良反应不耐受者，更把针灸疗法视为能解除病痛的、可以信赖的治疗方法。

在中药的治疗方面，由于中药源于天然，已经具有数千年的医疗实践经验，并形成自己独特的理论体系，对于医疗保健甚至很多疑难病症具有其较好的作用。同时澳大利亚政府对于中药的管理和准入方面，也实行严格的登记制度。中药需经过严格审批程序，除此之外，经该国卫生部批准进口的中药，还必须有相应的标志印刷在药品包装上，否则以非法进口论处。目前，补充医药评价委员会负责对传统草药制品的注册资料进行评价。产品注册有两种方法，不管基于哪种注册方法，前提条件是生产企业必须通过澳大利亚医疗用品管理局的GMP认证。这两种注册方法中，一种是对药物的质量和安全性的要求高于对中药疗效的要求，意味着以这类形式登记的药物并不具有治疗作用，只是辅助治疗一些疾病的症状。这类产品登记在医疗物品登记簿，同时需要在商品上标明“AUSTL”标记，注册流程需3～6个月，注册费用约5 000澳元，相对来说耗时和所费资金都是较低的，也易于为企业接受，所以以这种形式登记的中药产品数量较多，有4 500多种。另一种方法是正式注册，通过注册的产品身份是正式药品，可按照药品销

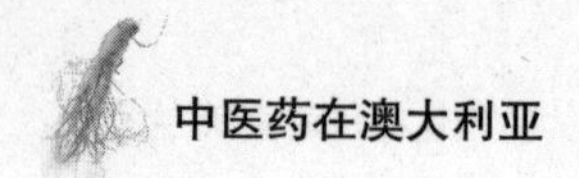


售，既然是药品，就要求必须提供全过程的临床研究资料，依据产品的处方和治疗范围不同，进行临床研究所需时间和经费有所区别，总体上需3～5年，耗资1亿澳元以上。基于这种正式注册对于时间、经费、企业资质的严格要求，以这种形式登记注册的补充医药产品较少，总数目在5个以内，其产品上标明“AUSTR”编号。

## 二、机遇

基于以上现状分析可以看出：一方面，中医药教育、文化及医疗等在澳大利亚持续发展，民众接受度较好；另一方面，中药产品在澳大利亚的销售和使用非常少，中药产品在澳大利亚的发展尚有很大的上升空间。其发展的机遇存在于澳大利亚多元化的文化构成与多种医学体系并存的格局，为中医药的进入、生存和发展创造了良好环境。经济全球一体化的加速，逐渐打破了不同地域传统文化的壁垒，形成相互认同、并存、交融的态势。文化的渗透和交融势必对健康观念、医学体系以及医药产品的使用产生深远的影响。这一势态在近年来愈加明显。同时，澳大利亚是一个多民族移民国家，移民带来了本民族的文化和传统医学疗法，并形成以西方医学为主，多种替代医学或补充医学并存的格局。中医药作为重要的传统医药学之一，在其中占有重要的地位。澳大利亚的医药体系具有多元性和包容性，中医药理论、文化、产品更容易被承认、接纳。

### 三、挑战

中药产品的输出也面临一些挑战，主要包括：① 中药产品在澳大利亚登记注册的方式。众所周知，针灸作为中医药诊疗体系的一部分，最初和最早为海外接受，中药产品在之后才开始进入澳大利亚市场。同时囿于注册登记限制，绝大部分中药产品还是以“AUSTL”这种非正式药品方式登记在册和销售，极大限制了中药产品的使用范围。作为正式药品登记的中药产品数量极少，不能满足需求。② 中药产品的质量问题。中药产品的质量是关系中药生死存亡的关键因素，澳大利亚与中国对中药产品的质量意识、要求、评价标准、侧重点存在差异。此外，许多中药产品尤其是含动物药成分的制品不符合澳大利亚的相关规定，或者是药品的名称不符合其消费观念，导致失去市场竞争力。③ 医学体系的差异使中药产品的价值未能被充分认识和理解。

## 第二节 应对措施

在目前经济发展全球化的大背景下，医药卫生事业的发展也呈现出全球化的趋势，为了使中医药更好地为世界人民健康服务，需要依靠政府及民间的沟通交流合作、充分利用现代科技发展、整合优势资源，打造临床、教学、科研及企业一体化的中医药发展平台及服务体系，提供有效、安全的中医药治疗方案及中药产品，用更多严谨可靠的实证来推动中医药在澳大利亚的科学发展。

## 一、开发中医药治疗慢性非传染性疾病的新领域

2019年5月在瑞士日内瓦召开的第72届世界卫生大会审议通过了《国际疾病分类第11次修订本》，首次将起源于中国的传统医学纳入其中，世界卫生组织传统医学、补充医学与整合医学处处长张奇表示，将传统医学纳入《国际疾病分类》，标志着以世界卫生组织为代表的整个国际公共卫生系统对包括中医药以及来源于中医药的这部分传统医学价值的认可，同时也是对中医药在中国、在国际上应用越来越多这一需求的认可。

世界卫生组织制定了全球医疗的规范和标准。它对成千上万种疾病进行了分类，影响着医生如何治疗这些疾病、保险公司如何将这些治疗方法纳入保险范畴以及对哪些疾病进行何种研究。就在澳大利亚政府取消对自然疗法、草药、虹膜疗法、瑜伽和普拉提等的医保减扣额之际，中医（包括针灸）却没有被列在清单上。越来越多的澳大利亚医疗从业者开始认识到中医和西医疗法相融合的益处，他们认为，中医倡导的整体治疗未来将会更受欢迎。

中医学的特点是注重整体观念、个体化治疗和预防为主，这些与现代医学发展的趋势是一致的。历史上，人类健康面临的最大挑战是大规模传染病，往往死伤惨重。进入现代社会，随着生活水平的提高、科技的发展、治疗手段的改进、各种疫苗、新特效药物的出现，一些恶性传染病或者病原体感染引起的疾病如血吸虫病、天花、霍乱、肺结核等已经得到很好的控制。而在现代社会，人们的工作压力和生活节奏加快，加上各种不良生活方式，导致多种身心疾病的蔓延，慢性非传染性疾病如心脑血管疾病、恶性肿瘤、糖尿病、慢性阻塞性肺部疾病、精神心理性疾病对人类健康造成极大的威胁，成为全球重要的公共卫生问题。慢性非传染性疾病的发生与不良的饮食与生活习惯，如不合理膳食、吸烟、酗酒、缺乏体育锻炼及精神因素等密切相关。这些疾病的一个共同特点就是致病因素复杂，没有明确的病原体感染，其病程进展受多种因素控制，其治疗也涉及多基因、多靶点通络的复杂网络调控。这就像治疗肿瘤，随着基础医学的发展，经研究发现了很多肿瘤通路相关基因、蛋白，但是因为肿瘤信号通路网络的复杂性，尚未找到一个类似“总开关”的调控中心，以有效地终止肿瘤病程的进展和恶化。如果采取手术的手段，往往容易导致机体正气损伤、抵抗力下降而致病情快速恶化。所有这些现代社会疾病的特点带来了新的挑战，也引导我们去重新思索和认识，医学的本质和医疗的目的是什么？是否是简单的“治病”还是针对这个生病的人，综合考虑环境、社会因素，利用多种调和手段，使其在社会环境中和谐生存？

针对慢性非传染性疾病复杂、长期的特点，力求将“病”或致病因素根除的医疗模式其收效并不显著，这就是我们所说的疾病的复杂性带来了治疗理念、方式和手段的转变，需要从单一靶向、对抗转向对于复杂疾病网络的调控，这个调控是以人体为本源，依据其所处环境进行综合调理，这个理念与中医药学不谋而合。

我们再看看目前国际上流行的“精准医学”。2015年1月底，时任美国总统奥巴马宣布了一个新项目——精准医疗计划，这个生命科学领域计划的目的是使关于健康的个性化信息能够让所有人获得，同时致力于治愈癌症和糖尿病等高发性疾病。在基于基因组计划的前提下，该计划将会综合利用在基因组层面对疾病的认识，同时将综合判断为最新最好的技术、知识和治疗方法提供给临床医师，这样医师就能够相对准确地了解病因并针对性用药。

中医药学的特点就是提倡整体观念、辨证论治和个体化治疗，这些均与精准医疗的理念不谋而合。当然，囿于历史条件及科技发展水平，这些观点的提出都是以宏观表象为主，并未涉及微观基因组学、蛋白质组学，但是在防病治病、个体化治疗的共同理念下，传统的中医药学借助现代基因组学、蛋白质组学、代谢组学等系统生物学的发展，可以宏观引导微观，微观推动宏观，启发进一步科学地发展，这也有利于揭示中医药学的科学内涵。

举个例子，中医讲求望闻问切四诊合参，对患者的神、色、形、态、舌象等外表可见的现象进行有目的的信息采集，从而推测机体内部的病变情况。中医学通过大量的临床实践积累，总结了关于机体外部，包括面色、舌苔等情况能够反映机体内部脏腑气血阴阳等的变化。正所谓“有其内必形诸其外”。四诊合参对照，医生才能对患者的病情、病因及身体状况有个初步的了解和判断，但是也难免带了一定的主观因素，不同医生针对同一名患者的判断可能不尽相同，这也是中医规范性、标准化经常遭到质疑的一点。但是，中医药学也是在不断发展进步的，举例来说，利用现代科技发明的四诊仪，包括脉象仪、舌诊仪等，而且产品由一代升级到二代，更为智能和便携。这也是中医药与时俱进、利用现代科技为中医药规范化、科学化发展提供帮助的一个例证。

## 二、积极开展多中心的中医药临床、科研合作

积极开展多中心的中医临床、科研合作，有利于为中医疗效和中药药效、毒理提供可靠的临床数据。前文介绍过，在澳大利亚已有知名综合性大学开展了中医药的教育、科研及临床工作，中澳两国加强联合，开展合作研究，优势互补，共同促进中医药在澳大利亚的发展。比如悉尼科技大学的中医系设立在生命科学院，并开展了基于中医药临床实践的一系列教学、科研工作，包括中医药有关糖尿病及代谢性疾病的研究工作、中医药健康信息、中医理论及实践和其他一系列临床实验。悉尼科技大学的中医药工作者承担了很多关于中医药的研究工作，诸如针灸镇痛、中药镇静催眠作用的研究、太极拳及

其他中医手法治疗的作用。还有很多研究者与国家补充医学研究所进行合作研究，具体开展的有：提高患者中医药健康体验的数据库工作，患者健康状况数据由悉尼科技大学中医诊所通过患者问卷形式系统搜集整理，这个数据将用来追溯和评估患者健康状况的改善情况，有利于为临床医师在进行医疗选择和治疗方案时提供指导。该研究的目的是向临床中医师提供更多信息，以帮助他们改善为患者提供的医疗措施，同时有助于改善大学中医学生的教育和训练。由于研究的数据来源于真实世界，也有助于建立中医学的循证医学数据库。另外有一项关于艾灸安全性的研究，用气质色谱联用技术研究分析艾灸时艾叶释放烟雾中的挥发油成分及含量，对于监控艾灸过程的安全性具有很大意义。

西悉尼大学也开展了很多关于中医药的研究项目，如针刺治疗子宫内膜异位症相关的盆腔疼痛，这项临床研究前一部分针对因患子宫内膜异位症而引起的骨盆疼痛患者，研究引起疼痛的机制及针刺的作用，下一步计划针对健康志愿者大脑镇痛机制进行研究，比较两者是否存在差异。另一项跟疼痛相关的调查研究是关于女性经期疼痛，这是一项关于经期或者经前期疼痛对女性工作、生活带来影响的网上调查，以便了解年轻女性如何定义正常月经，以及她们如何处理经期综合征。这项研究将有助于了解月经的问题及帮助年轻女性更好地处理经期综合状况，或者辨别病变情况。这些调查数据都将为中医药发挥作用提供宝贵的第一手数据库资料。一项针对子宫内膜异位症自我保健的调查已在全澳大利亚范围开展，这些自我锻炼方式包括呼吸锻炼、冥想、运动、瑜伽、草药、大麻或酒精使用。这些调查结果将有助于鉴别这些自我保健方式对于子宫内膜异位症的作用，并优选出效果较佳的方式。

除了上述关于女性子宫内膜异位症盆腔疼痛及经期疼痛、自我保健等方面的调查和临床研究以外，西悉尼大学还开展了关于65岁以上老年人的自我保健方式的调查，通过建立一个关于这份资料的原始数据库，对这些保健方式进行比较分析，比较其对于改善老年人健康的效果。同时还有一项关于老年人轻度认知障碍大脑情况的调查也在开展，这些基础调查研究都将为进一步的中医药疗法干预提供宝贵资料。此外，关于中药产品对于心血管疾病诸如冠心病、卒中及血管性痴呆的作用研究也在进行。心血管疾病的发病率和致死率一直处于前列，也给澳大利亚医疗健康系统带来沉重的经济负担，虽有科学证据表明草药治疗取得较好的效果，但基于理念和作用机制研究的观点不同，在合作开发草药产品治疗心血管疾病方面还是需要更多努力。神威药业集团的复方中药塞络通胶囊相关临床实验于2012年与西悉尼大学合作开展，这是一个海内外多中心临床科研的极好典范，开创了中澳间中药新产品国际产学研新型合作之路。中药复方脑心清片治疗缺血性中风的临床双盲随机安慰剂对照实验也在开展中。其他诸如针刺对于提高体外授精–胚胎移植活产率等的研究也在进行。相信随着中澳更多关于针刺、中药的多中心临床科研实验的开展，必将促进中药科学化进入澳大利亚市场及中医药疗法被更广泛地认可和使用，为中澳人民的健康保健事业及合作做出贡献。

结合澳大利亚和中国开展的中医药临床研究及调查可见，我们的中药复方研究必须按照现代医学的随机双盲重复的临床设计，提供有效严谨的科学数据，才能够真正经得起质疑和时间的检验，我们应该对所继承的中医药经验用科学标准进行重新检验与修正，这样才能达到现代化与不断发展的要求与目的。

就中药的作用具体来说，我们需要切实弄清楚药物哪些成分有效，有效或有不良反应的机制是什么，毒性成分和药效成分是否属于同种，治疗的同时如果有不良反应，是否在可接受的安全范围内等问题。诚然，基于中药成分的复杂性，这些研究工作并不总是那么顺利，我们仍然需要实实在在地去做研究，或者提出一些设想，像北京大学蔡少青教授提出的药效成分叠加、毒性成分分散等“假说”与理论，这些都可以深入研究。如果当代中医药学仍单单凭古医籍记载，不经科学方法检验，就永远无法达到科学化及与国际接轨。

从另一个方面来说，通过科学的方式检验中药药效、毒性成分及作用机制，也是中药的科学化与现代化的契机。2015年获得诺贝尔生理学或医学奖的屠呦呦，在40多年前就开展了发现和制备青蒿素新药的工作，正是基于这一新药发现方式，古老的中草药经受了现代科学的检验，造福了人类健康。所以，不管是中药复方的二次开发，还是中药单体成分开发新药，都是中药现代化、科学化的途径，也是中药走向国际市场的必由之路。

事实上，当前我们也基本具备了用现代科学标准检验中药疗效的条件。最重要的是，中华人民共和国成立以来，我国的中医药大学、中医学院培养出了许多兼通中西的人才。我们能否用现代医学理念，坚持科学标准重新检验中药材，实现中药在科学标准之下的真正现代化，造福于中国和全世界人民。如前所述，澳大利亚的许多知名综合性大学如皇家墨尔本大学、西悉尼大学、阿德莱德大学等已建有中医或者传统医学研究中心，西悉尼大学更是和北京中医药大学合作建立中医研究中心，国内如广州、南京、成都等地的中医药大学和澳大利亚均持续开展了广泛的中医研究合作，这些合作中心可以很好地发挥我国中医医疗、教育、科研及澳大利亚当地知名大学的优势，实现优势互补，建立集中医医疗服务、教育、研究与文化交流为一体的综合平台，实现临床医疗与基础科学研究相结合、临床医疗与教育相结合、中医与西医相结合、中西文化相结合，开展临床研究，提供特色鲜明的健康服务，培养医学人才，传播中医药文化，总结中医药走向澳大利亚的成功合作模式。

## 三、中药材及中药制剂工艺、质量控制标准化的建立

中药材及中药制剂工艺、质量控制标准化的建立为中医疗效提供可靠保证，有助于推动中药产品走向国际市场。前文谈到中医药诊疗标准及精准化、个体化治疗等方面，中医药是一个有机整体，目前针灸在国际市场的接受度较高，与之形成对比的是，中药的接受度和发展较为迟缓，而且几度遭遇重大

公共卫生事件等问题的困扰。究其原因，一方面有国际市场对于中草药的不了解或者说是偏见、误解的原因，另一方面也提醒我们自身需要加强对于药材质量控制、药效毒理等的研究，通过科学监控与数据采集，使中医药能够在一个科学、规范、可控、有序的平台与国际接轨。

中医药的标准化也是中医药亟待发展的一个方面，中医药施诊处方倡导个体化治疗，不过个体化不是无序化、随意化，而是在客观科学标准基础上的个体化。因此，中医药诊疗方法、手段以及中药的标准化就显得尤为重要。在这方面，我们已经做了很多有益的工作。国际标准化组织（ISO）是世界上最具规模和权威的非政府性国际标准组织，有“技术领域联合国”之称。ISO国际标准涵盖众多行业，包括制造、建筑、工程、农业、交通和信息技术等，然而中医药却是长期缺位。推进中医药国际化，中医药国际标准是必不可少的一门世界通用的“标准语”。

为此，2009年9月，国际标准化组织中医药技术委员会（简称ISO/TC 249）正式成立，秘书处设在中国，工作由上海中医药大学承担，国内技术对口单位设在中国中医科学院中医临床基础医学研究所。国际标准化组织中医药技术委员会在日内瓦总部的领导下，通过中医药技术委员会秘书处开展具体的中医药国际标准化工作。该委员会第一届主席由澳大利亚药品管理局前局长戴维·格雷汉姆（David Graham）博士担任，副主席由上海中医药大学中医药国际标准化研究所所长沈远东教授担任，秘书长由上海中医药大学附属曙光医院桑珍主任担任。2018年6月，沈远东教授被国际标准化组织技术管理局任命为主席，标志着我国在中医药国际标准化领域取得突破性进展，对增强中国在该领域的话语权和影响力意义重大。关于中医药标准化成立的初衷，戴维·格雷汉姆博士有这样一段论述：源于自然物质的传统医药标准面临挑战，因为这些物质的纯度和疗效不尽相同，如果没有标准化的工作，很难保证得到恰当而一致的治疗。

国际标准化组织中医药技术委员会的工作范畴有：其工作领域为所有起源于古代中医并能共享同一套标准的传统医学体系标准化工作，既包括传统，又包括现代继承发展，具体分为中药原材料质量与安全、中药制成品质量与安全、医疗设备质量与安全及信息等领域的标准化工作，并包括服务类标准。围绕工作项目提案建立了五个工作组，分别为中药材、中药产品、针灸针、其他中医药设备质量与安全标准框架、中医药信息。“中药材”“针灸针”两个工作组的召集人由中国独立承担，“中医药信息”工作组的召集人为中国与韩国共同承担。

自2014年起，国际标准化组织中医药技术委员会已发布的中医药国际标准，包括人参种子种苗、一次性无菌使用针灸针、中药煎煮设备、艾灸具通用要求，以及新近发布的《中药编码系统——第一部分：中药编码规则》、一次性无菌使用皮内针等。这些标准的颁布发行，一方面，如戴维·格雷汉姆博士所说，可以“保证患者享受到一致而得当的治疗”，另一方面，标准化的实行可以带来巨大的市场效益。比如，2016年“华佗牌”针灸针出口贸易同比增加了30%，中药煎煮设备出口贸易也同比增加15.2%。

在中医药传统与现代继承的标准化发展领域，ISO/TC 249已有多项中医药相关标准出台，2017年上半年起，中药编码系统的饮片编码、配方颗粒编码等部分标准已陆续发布，还将发布的标准包括中药原药材环节的如三七、五味子、丹参等种子种苗，生产环节的如红参工业化生产工艺一般要求，以及中医药设备与器具领域的刮痧器具、医用抽气式火罐、计算机舌诊图像分析系统、脉象压力传感器等传统与现代的中医软硬件，通过标准的形式将中医药的特色和优势进行传承和创新。

ISO/TC 249成立以来，在人参种子种苗、红参工业化生产工艺一般要求，三七、五味子、丹参等种子种苗，中药编码系统、配方颗粒编码、中药材术语标准等方面，为中药材从基源、生产到制备工艺等各个环节提供了标准可循，中国药典委员会的专家也在努力为中药材标准进入欧盟或者美国药典的植物药标准规范而努力。相信有了各国专家共同参与起草、制订及联合执行的标准，中药材在国际市场的流通及交流将会变得更加顺畅，也为我国出口更多中药材奠定优良的基础。不少中药产品目前只能以食品、保健品等身份出现，并受限于化学药品或食品等标准的技术性和政策性的双重壁垒。可以想象，当这些涵盖中医、中药、诊疗及中药材、制剂生产等各个环节的新标准出台及运用之后，中医药标准化、规范化工作将踏上更高的台阶，对于中医药的国际化也可起到有力地推进作用。

国际化组织的标准化工作平台的设立，一方面促进了我国中医药领域的标准化发展，另一方面我国中医药领域的进步与发展成果又会借助这些平台，分享到国际舞台，带动中医药事业的国际化发展。未来在进行中药材各项标准及研究工作时，我们同样要注重接受现代科学发展的先进技术及研究手段，比如说化学生物学手段，就是将外源性的化学物质作为一个探针运用于人体，通过了解人体内部发生的变化，来探寻揭示生物体的内在奥秘。这是一种将化学手段与生物体结合的方法，对于研究中草药成分在体内发生的生物学变化也是大有裨益的。

举例来说，小檗碱来源于中药黄连提取物，黄连在中医药里作为一种清热泻火解毒药物，小檗碱临床适用于调节血脂、血糖。科学家发现小檗碱调节血脂的机制与他汀类降脂药不同，是利用一个新的通路，也不会带来他汀类常见的不良反应。另外，也有科研从制剂、物理学等角度去研究黄连煎剂纳米颗粒的存在对于小檗碱肝脏富集的药动学规律的意义。包括国际上一系列关于中草药提取物或者单体作用机制的深入研究，都有助于阐释中草药的作用机制，并对其药效、毒性进行系统深入说明，从而指导临床诊疗时合理、规范、有效地应用中草药。

好的中医诊断，需要优质的中药制剂为其提供疗效保证。切实有效地提高中药材质量，是关乎中医疗效的关键环节，应引起我们足够的重视。基于此前提到的国内中药出口至澳大利亚，需要获得医疗用品管理局的GMP认证，认证存在的主要障碍一是费用问题，二是国内制药企业对澳大利亚GMP标准缺乏了解，因此迫切需要同时精通GMP标准和英语的人才加入认证工作。这些因素制约了国内制药企业向澳大利亚医疗用品管理局申请GMP认证，进一步制约了国内中药产品向澳大利亚的出口，对于这个情况，我们的政府管理部门、医药企业及科研单位、大学等应积极联手合作，形成政策、财力、人才三方面的紧密结合，积极突破认证的障碍，为中药产品进一步在澳大利亚市场的拓展服务。

为了解决上述问题，扩大国内中药在澳大利亚市场的准入，需要制药企业的强大财力支撑，政府的政策扶植以及精通GMP标准的高级人才通力配合，这是未来努力的方向和目标。具体来说，针对前文提到的几个方面的挑战，需要有针对性地做到以下几点：① 针对中药产品注册问题，需要系统研究澳大利亚药品注册、准入法规和市场需求，同时有必要资源整合，优势互补，向有成功经验的企业取经，做到高效互助合作，共同寻找中医药产品的市场切入点和优势治疗范围。② 针对中药产品的质量问题，需要企业加强中药出口产品的安全性、有效性和质量控制研究，尤其是关于中药药效物质基础和作用机制研究，这是呈现中药有效性的基础。同时开展中药毒性研究，这是关乎中药安全性评价的关键点。此外，非常重要的一点是加强中药质量的控制研究，采取目前国际上公认的中药质控研究手段——指纹图谱，在出口中药产品时大力推广应用，以提高中药的质控水平。同时确保重金属、农药残留、动物性药材、濒危物种等这些国际市场比较关注的敏感问题得到妥善处理。③ 针对不同医学体系的差异带来的对于中药产品的接受和使用度较差的问题，以中医药保健品及其他健康相关产品的大量出口带动中医药理论、保健观念、治疗思路的国际化。同时注重开发产品的便携、便服剂型，从产品入手去带动民众接受中医药理论，再进一步促进产品的出口和销售，达到一个良性循环。

在这方面起步较早的国内企业有配方颗粒领导者——广东一方制药有限公司。一方制药成立于1992年，自成立以来，一直专注于中药配方颗粒的研究和生产及行业标准的建立，凭借扎实的科技力量，严格的产品质量标准，赢得了海内外客户的广泛认可，产品销往澳大利亚、美国、德国等30多个国家和地区，并获“中国中成药出口十强”称号。一方制药于1999年率先在国内通过澳大利亚医疗用品管理局的GMP认证，同时在此后每两年一次的复检中也都通过复认证，2017年获得第九次复认证证书。这表明一方制药的生产环境设施和质量保证体系得到了澳大利亚医疗用品管理局的认可。此外，一方制药还与其他18家单位联合参与制定《中药编码系统》等4项国际标准，并在2017年获ISO审核通过。正是基于对标准和品质的严格要求，精益求精，一方制药获得了澳大利亚医疗用品管理局的GMP认证，并将产品打入海外市场，其成功经验可为国内其他中药药企借鉴。

随着国家对于颗粒剂质量标准的逐步完善，大型制药企业在制剂工艺方面的改进，我国的颗粒剂生产规模和产品质量都有较大提高。在基础研究方面，也有很多关于中药颗粒剂单煎与传统中药复方药效进行比较的研究论文，相信随着基础研究、制剂工艺和政府监管的进一步推动，中药颗粒剂的生产将会迈上新台阶，同时也希望更多有能力的制药企业将中药产品推向澳大利亚市场，更多地造福患者，传播中医药。

2014年，时任国务院副总理刘延东在与国医大师座谈时提出：“中药是我国独特的卫生资源、潜力巨大的经济资源、具有原创优势的科技资源、优秀的文化资源、重要的生态资源。”我们一定要合理开发和利用我们的原创资源，使之规范化、标准化，同时与澳大利亚本地的植物药资源研究机构建立广泛而深入的合作，如此才能使中药资源与产业的发展在澳大利亚本土落地、生根、发芽，逐渐发展壮大，茁壮开花结果。

## 四、中医药与现代医学结合，应对全球健康挑战

中医药与现代医学结合，倡导全新健康理念，防病治病，应对全球健康挑战。在经济发展全球化的今天，人类面临的健康挑战除了来自自然环境，也来自社会环境，中医药多靶点、多层次、整体综合论治及“天人相应”“预防重于治疗”的健康理念，对很多慢性非传染性疾病都具有非常重要的指导作用。慢性非传染性疾病的有效控制要求我们的医学模式要有一个根本的变革，从单纯的生物医学角度，转变成生理、心理、社会、环境综合起来的一种新的医学模式。

在当今社会，医疗费用过度膨胀所引发的全球医疗危机也是公共医疗面对的一个重大挑战。所有这些引发大家对于医学目的的一个思考，医学的目的到底是什么？它的核心价值到底是什么？

以澳大利亚为例，澳大利亚很早便实行全民免费医疗制

度，在1947年已经有了“药物福利法”，1948年开始，政府已经支付患者大部分的医疗费用。近年来，医疗支出给政府带来了沉重的负担，所以现在澳大利亚政府执行医疗保险制度和国家全免费医疗相结合的方式，鼓励一部分经济富裕的人群购买私人医疗保险，购买了医疗保险的人可以在公立医院和私人医院就医，治疗费用是保险公司赔付的，政府会给购买了医疗保险的保险人士在每年的个人所得税进行扣税的优惠，以此吸引富裕人群购买医疗保险，减少政府医疗上的开支。为此世界卫生组织的调研报告指出，导致这场危机的根源是医学的目的而不是手段出了问题，错误的医学目的必然导致医学知识和技术的误用。

要解决这一场全球性的医疗危机，必须对医学的目的做根本性的调整。要把一些发展战略的优先从“以治愈疾病为目的的高技术的追求”调整为“预防疾病和损伤，维护和促进健康”，只有以“预防疾病，促进健康”为首要目的的医学，“才是供得起，因而可持续的医学”，“才可能是公正的、公平的医学”。这是与中医药学的思维模式与治疗目的相吻合的。

除此以外，还要积极开展全球范围内的传统医学交流与合作，最近这些年我国已经开展了很多这方面的交流，也促进了中医药在世界范围的传播。2017年11月，由上海中医药大学和上海市中医药发展办公室共同主办、上海中医药大学中医药国际标准化研究所和上海曙光中医药研究发展基金会承办的世界传统医学上海论坛在沪举行。论坛邀请了来自中国、澳大利亚、美国、日本、韩国、泰国、印度、以色列、南非等9个国家，4个国际组织，12个不同流派和专业的传统与补充医学领域专家介绍和展示世界主要传统医学流派及疗法发展的历史、现状和未来，旨在加强世界各国和各民族传统医学之间的交流，创造相互学习的平台，并促进各传统医学流派之间和有关政府部门间的合作。论坛吸引了来自境内外超过120位学者参与，上海中医药大学和上海市中医药发展办公室计划将世界传统医学上海论坛打造成为世界传统医学的“博鳌论坛”，使之成为上海亚洲医学中心的一个重要组成部分和创建一流大学的重要内容，并成为全球传统与替代医学交流与合作的平台。在传统医学领域，历史悠久而又不断传承发展的中医药，在新时代背景下，把握“一带一路”倡议机遇，充分利用现代科技条件，促进其与澳大利亚等欧美发达国家的交流与发展，使之走向世界，为人类健康做出新的贡献。

## 五、加强中医药教育传播的国际化发展

中医药体系植根于中国文化的土壤，在中医药对澳大利亚交流的这些年，我们积累了一些宝贵的经验，同时也看到了由于文化背景等的不同而带来的问题，以下提出几点解决对策。

1. 重视中医药文化输出，加强临床实践

中医药在发展过程中深受中国传统文化影响，中医学对于疾病及人与自然的关系的认识基于中国古代哲学思维，诸如整体观念、天人合一、取类比象等，具有辩证思维的特点。而西方医学则更注重实验逻辑等。所以，澳大利亚本土留学生在

学习中医学基础理论时，对于阴阳五行等概念会比较难以理解和接受，这就需要任教师资不但具备深厚的中医基础理论底蕴，还要具备西医学基础知识，同时能够以丰富的临床经验来解释抽象的基础理论，通过实际案例、操作等让学生领会中医的精髓。近些年澳大利亚已经设立了13所孔子学院，孔子学院是中华文化传播的很好载体，同时有些孔子学院还提供中医药基础理论课程讲授，更是对中医药文化的传播起到了很好的推广作用。

2. 建立标准规范化的中医药全英文课程体系

在传播中医药文化的过程中，要重视中医药全英文课程标准化的建立，这对于中医教育质量至关重要。其中除了课程体系、内容的标准化，中医药名词术语标准化尤为重要。因为不同课程参考不同英文名词术语进行翻译，容易造成前后不一致、混淆错乱的问题。一些中医名词术语翻译，如“邪气”，有译为pathogenic factor，有译为evil qi等，如果学生在中医基础理论课程学习和认识到的术语跟后面中药学、中医诊断学所讲不一致，就会迷惑不解，导致前后不能很好地呼应和对照。因此，中医药基本名词术语的翻译亟须一个统一标准。诚然，规范化的中医英语课程体系构建需要长期的积累，很多术语的翻译也需要专业人士和英语专家经过多次共同推敲和讨论才能达成共识，因此呼吁全国的中医院校尽快组建中医药英语课程体系标准化的构建工作，中医药专业师资与外语师资通力合作，同时积极引导和鼓励高校教师从事中医英语的教学工作。

3. 大力推进中医药的民间与官方合作

除了前文提到的在教育、科研、临床与市场领域与澳大利亚知名大学、研究机构、医院、医药企业建立广泛而密切的合作外，中医药在澳大利亚的发展和传播还需要民间和官方多渠道的合作宣传，从文化、政策、医保、服务等多个方面去宣传中医药，普及中医药，奠定中医药在澳大利亚发展的良好群众基础和政府基础。前期可针对中医药在澳大利亚发展面临的政策、文化方面的问题展开深入调研，后期采取有针对性的措施，通过政府鼓励、协会组织、专家领衔等方式，成立中医药文化对外教育传播机构，将具有丰富临床经验的人员集中培训，尤其是中医英语规范化培训，努力培养一批高素质的复合型中医药人才，以便于开展对外中医药教学、医疗和科研工作。派遣国内优秀中医药师资赴澳中医机构任教，可改善澳大利亚中医师资力量薄弱的问题。同时可由国家中医药管理局与澳大利亚卫生部建立合作，开展澳大利亚中医师的培训和国内优秀中医师赴澳从事医疗工作，并开展中医药科普知识讲座，再进一步可考虑建立中医医院或者中西医结合医院。

为了促进中医药在澳大利亚更好地发展还需要政府、民间多渠道多方面地努力与沟通，加强中澳中医药教学、科研及临床各方面的合作与交流，从政策上、实践上为澳大利亚中医药学发展提供便利条件，逐步促进中医药在澳大利亚的生根、发芽、开花，发展壮大。

# 参考文献

[ 1 ] 刘少才.澳大利亚：植物王国品种多［J］.广西林业，2010（1）：40.

[ 2 ] JONES G L. Traditional, current and potential uses of Australian medicinal plants［J］. Journal of the Australian Traditional-Medicine Society, 2006, 12(4): 201.

[ 3 ] 曾学文，LAU H，胡小勤，等.澳大利亚中药材本土化种植的思考.时珍国医国药，2017（1）：215–216.

[ 4 ] GILLESPIE R. Dating the first Australians［J］. Radiocarbon, 2002, 44(2): 455–472.

[ 5 ] 石光，李明柱.澳大利亚医疗卫生保健体制及其基本特征［J］.中国全科医学，2001（9）：753–754.

[ 6 ] 徐永昌.中医在澳大利亚的传播与发展［J］.中华医史杂志，1998（1）：44–45.

[ 7 ] 张奇文.澳洲中医见闻［J］.山东中医杂志，1998（2）：84–85.

[ 8 ] 张天，叶洵钊."白澳政策"述评［J］.福建师范大学学报，1994（1）：105–112.

[ 9 ] 陈尘.澳大利亚面面观［M］.北京：中国友谊出版公司，

1984：16-17.

[10] 赵中振.澳大利亚中医药发展概况——访薛长利教授[J].香港注册中医学会，2014：6-9.

[11] 赵晓林.中医中药在澳大利亚[J].世界科学技术，2000(5)：39-42.

[12] 郑伟章.中医药立法在澳大利亚[J].中国医药指南，2006(4)：96-97.

[13] 文翠兰.中医药在澳大利亚[J].世界科学技术，2010(2)：58-60.

[14] 高悦.中医在澳实现注册管理[J].中国医院院长，2012(4)：30-31.

[15] 蔡光先，秦裕辉.中医药在澳大利亚的情况考察报告[J].湖南中医杂志，2000，16：5-6

[16] 赵晓林.中医中药在澳大利亚[J].世界科学技术：中医药现代化，2000(5)：39-42.

[17] 古旭明.中医在澳大利亚[N].中国中医药报，2016-07-13(3).

[18] 徐永昌.澳大利亚中医教育的新发展及对我国高层次中医教育的思考[J].中医教育，1996(1)：48-50.

[19] 徐大卿.中医学在澳洲的历史现状研究及前景展望[D].南京中医药大学，2014.

[20] 韩亚男，张为佳.澳大利亚和中国中医药教育比较[J].中国中医药远程教育，2005(3)：50-51.

[21] 周阿剑.澳大利亚主流媒体中医药报道现状及话语倾向

性研究［D］.北京中医药大学，2017.
［22］陈旖旎.澳大利亚中医药学历教育发展现状及分析［D］.中国中医科学院，2017.
［23］戴米，许洪.维多利亚大学中医教育要览［J］.中华中医药学刊，2003（8）：1404.
［24］陈旖旎，赵英凯.中医教育在澳大利亚综合大学的发展现状［J］.世界科学技术：中医药现代化，2017（1）：171–177.
［25］张平，张铁军.澳大利亚中医药现状及前景［J］.中草药，2005（6）：948–951.
［26］STORY D F，XUE C.中医学在澳大利亚最新发展：中西医结合方向［C］//.中国中西医结合学会.第三届世界中西医结合大会论文摘要集，2007：499.
［27］澳大利亚维多利亚州议会通过《中医注册法案》［J］.中国中医药信息杂志，2000（7）：46.
［28］黄建银.中医药在澳大利亚稳步发展［J］.中国医药报，2009（6）：37–40.
［29］王波.澳大利亚中医针灸的现状与思考［J］.中国针灸，2008（3）：228–230.
［30］黄明安.中医药现状与发展趋势研究［J］.时珍国医国药，2016（8）：1956–1960.
［31］田侃，金鑫.中医药在国外的法律地位概述［J］.中国卫生法制，2001（6）：23–25.
［32］史楠楠，韩学杰，刘兴芳，等.国际标准化组织中医药

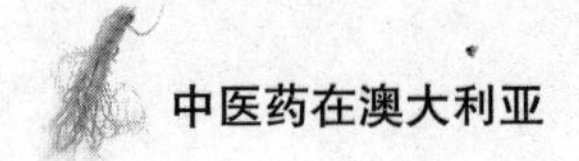


技术委员会（ISO/TC249）工作进展及工作建议［J］.世界中西医结合杂志，2011（8）：734-736.

［33］李晶.中医药教育国际化趋势下的英语教学改革［J］.中国科教创新导刊，2008（12）：15.

［34］潘淼，应森林.国际教育推动中医药国际化研究进展［J］.成都中医药大学学报（教育科学版），2015（2）：6-7.

［35］方磊，WANG B.澳大利亚中医药发展现状调查及对中医药国际化教育与传播的思考［J］.中医药文化，2016（3）：25-28.

［36］沈云辉，王硕，郑林赟.澳大利亚中医药教育现状及对中医药国际化传播的思考［J］.中国中医药现代远程教育，2020（17）：6-9.